烟火弄堂：
"小巷总理"的心灵解码艺术

—— 主审 ——

陈玉明

—— 著 ——

岳文辉　　庄晓伟

上海科学技术出版社

引　言

在上海这座繁华都市的一隅，坐落着一个温馨而充满活力的社区——幸福小区。清晨的第一缕阳光穿透薄雾，轻轻拂过小区内错落有致的楼栋，为这方小天地披上了一层金色的外衣。

小区内，晨练的老人们或打太极，或慢跑于林荫道上。孩童们背着书包，三三两两地走出家门，大人们则匆匆赶往各自的工作岗位。居委会的沈主任在小区门口与大家擦肩而过，微笑着跟大家互道着"早上好"。

午后，小区内渐渐安静了下来，只有偶尔传来的鸟鸣声和远处马路上隐约的车流声。退休的老人们聚在小区的凉亭下，聊着家长里短，享受着悠闲的时光。傍晚时分，夕阳西下，人们结束了一天的工作和学习，纷纷回到家中，与家人共享晚餐，分享一天的喜怒哀乐。

然而，生活总是幸福与痛苦相交织。在幸福小区，居住着形形色色的居民，他们从事着不同的职业，有着不同的文化背景。这里有孩童、年轻人，也有年长者，有上班族，也有自由职业者，有学生、工人、律师、老板、退休老人，他们的生活故事组成了一幅幅生动丰富的人生画卷，既有着温馨与幸福，也充斥着各种鸡毛蒜皮的琐碎、矛盾与冲突、压力与挫折。

小明家每天晚上鸡飞狗跳，父母因管教上的意见不合经常大打出手，小明成了惊弓之鸟；小李夫妇本是小区里公认的"模范夫妻"，但实际上,他们正经历着婚姻的危机;老林家作为普通的工薪阶层,不仅要承担房贷等重压,还要抚养孩子和赡养老人,最近夫妻双双被裁员……

这些不和谐的画面,如同隐藏在幸福小区里的暗流,提醒着人们每个家庭都有着不为人知的挑战与困难。而这些看似平凡无奇的生活片段,却又是构成社区大家庭的基石。

居委会主任身在基层一线,自知百家冷暖,被小区居民亲切地称为"小巷总理"。每当这时,"小巷总理"总会及时出现,用智慧和耐心化解矛盾,让家庭关系和邻里之间的关系更加和谐与融洽,给身陷困境的人们提供心理支持,帮助他们调整心态战胜危机……

如今,"小巷总理"已经成为从事基层工作的所有社区工作者的代名词。

阅读指引

本书共包括 40 篇小小说。

这些故事都根据发生在身边的事件创作而成,弥漫着烟火气。上海的街区俗称"弄堂",类似北京的胡同,各地的社区,都是我们生活、成长的地方,也是那些"小巷总理"工作交流的场所。在这里发生的场景,背后的故事,构成一幕幕动人的画面。小小说由生活小故事、情境插画、心理学解析三部分组成,每个小故事的题材和风格具有多样性,采用"留白式结构",为读者留下无穷的想象空间。

每篇小小说结尾的"心灵解码艺术"版块,运用专业的心理学知识客观地分析故事所反映的心理学现象及其中蕴含的心理学原理,分析问题根源,间接地表达解决对策,给读者以启示和反思,获得生活上、思想上、人生上的感悟,触发认知、行为改变,引导读者关注心理健康、修复心灵创伤。

本书涉及的心理学专有名词有特别注释,使读者既能感悟生活,又能学习知识。每篇小小说中的两幅情境插画,更形象、直观地传达故事情节、角色思想和情绪感情。

作者简介

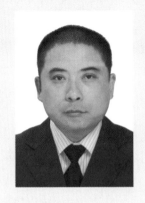

岳文辉 上海众华律师事务所高级律师,自幼喜爱文学与写作,先后出版法律工具书《房地产案例分类解析》《".com"与游戏规则》《石油天然气法律法规分类汇编》与纪实性小说《静静的湄公河》。

管中窥豹,可见一斑,无论是街头巷尾的片刻瞬间,还是人们内心深处的情感波动,都是作者在创作时的素材来源。小小说虽篇幅不大,却能以小见大,流露出深远的意境,希望每一篇作品都能触动读者的心灵,引发共鸣。

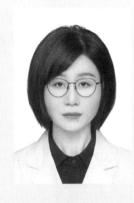

庄晓伟 副主任医师,国家二级心理咨询师,中级心理治疗师,上海市静安区精神卫生中心宣教科科长、社工部主任,上海市女医师协会第二届科普专业委员会委员,九三学社上海市委第十八届妇女工作委员会委员,曾赴荷兰艾文思大学进修康复医疗。

曾获得第十届上海康复医学科技奖,长三角标准化优秀论文二等奖,上海市标准化优秀学术成果奖三等奖。负责主持的"老年失智"和"小巷总理"项目均获评国家优秀案例,并获得十项国家著作权登记及四项国家外观设计专利。

前　言

　　党的十九大报告提出：加强社会心理服务体系建设，培育自尊自信、理性平和、积极向上的社会心态。强调社会心理建设与经济、政治、文化、社会、生态文明建设密不可分，是新时代社会治理创新的重要手段，推进社会心理服务休系建设，要能够从人出发、从"心"出发，了解群体心理对社会运行的心理层面问题，并进行心理技术层面的干预，构建"由心而治"的新格局，积极引导大众改善心理健康状况，提高国民心理素质，有利于推进社会治理现代化。

　　从社会心理学视角来看，社会是由微观的、具体的个体和宏观的群体构成的，社会心理服务体系应该既包括微观层面的个体社会心理服务，又包括宏观层面的群体社会心理服务。无论是个体社会心理服务，还是群体社会心理服务，其目标都是解决社会心理问题。

　　《烟火弄堂："小巷总理"的心灵解码艺术》一书以幸福小区这个居民区为主体，通过一个个小故事讲述这个小区里各年龄段、各行各业居民的生活景象。

　　心理学现象无处不在，它们如同细沙一般，无声无息地渗透在社会的每一个角落，融入日常生活的点点滴滴之中。从喧嚣的街道到静谧的弄堂，再到每一个家庭内部的家常琐事，心理学现象都在发挥着它们的作用。

在烟火弄堂里，人们的交往互动中充满了心理学的奥秘。邻里之间的相处是一个多维度的社交互动过程，都反映了人们在处理人际关系时的心理状态和行为模式。

在家长里短中，心理学现象更是随处可见。家庭成员之间的情感交流、亲子关系的建立与维护、夫妻之间的相处之道等，都涉及心理学的知识。一个个身边的故事，一点点心理学知识的启发，但愿社区工作者能有心灵解码的收获，能够做到"懂心理、知民心、稳社区"，更加适应"心时代"社区工作。

陈玉明

上海市静安区精神卫生中心院长

目　　录

第一章　求学求职，特别关爱 / 001

一　哇！她是文曲星啊 / 003

二　儿子失踪了 / 008

三　我恨年夜饭 / 012

四　他南下求学去了 / 016

五　学习上"飞轮效应" / 021

六　"985"里的焦虑 / 025

七　焦虑的克星："场景预演" / 030

八　你考虑过螃蟹效应吗 / 036

九　注意对方的"微表情" / 040

第二章　成家立业，完成蜕变 / 045

十　夜班与"21天效应" / 047

十一　新人成了"御用摄影师" / 051

十二　降级的"淬火" / 055

十三　就怕99－1＝0 / 060

十四　跟"妈宝男"谈恋爱 / 065

十五　社交中的"250 定律" / 070

十六　娶了一个"冰美人" / 074

十七　生活中的马斯洛理论 / 079

十八　玻璃杯恐惧症 / 083

十九　人人都说我,我就一定有问题 / 088

二十　小马的女朋友吹了 / 093

第三章　中年危机,走出困境 / 099

二十一　折腾厂长的"带刺"干部 / 101

二十二　口头禅"我们"的威力 / 106

二十三　标点符号与心理 / 110

二十四　启动沉没成本的心理素质 / 114

二十五　证人的记忆心理 / 118

二十六　股东会上的博弈心理 / 123

二十七　"三明治"与心态 / 127

二十八　小林家的"踢猫效应" / 131

二十九　是"矫情"吗 / 137

三十　你,不是一个好妈妈 / 142

三十一　有人叫她"大西洋底来的人" / 147

三十二　如此"破窗效应" / 152

三十三　老爸威武 / 156

第四章　身心健康，温暖晚年 / 161

　　三十四　我给老头子吃的是牛肉 / 163

　　三十五　病人需要永远的鼓励 / 167

　　三十六　"没规矩"的儿媳妇 / 172

　　三十七　过分"关心"的邻居大妈 / 176

　　三十八　胡阿姨变成了"祥林嫂" / 180

　　三十九　如此"信息费" / 186

　　四十　疑病的老人 / 191

后记 / 196

第一章

求学求职，特别关爱

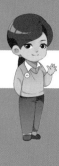

"小巷总理"的困惑

幸福小区里的一些孩子正面临着各自的挑战与困惑,有的兴趣爱好遭到家长的极力反对,有的中考落榜从此步入歧途,有的对就业选择感到迷茫。家长们则总是用自己的标准去评判孩子,这些问题不仅导致家庭关系紧张,还可能对孩子未来的人生轨迹产生深远的影响。

"小巷总理"在日常走访或接待时经常遇到这些情况,但由于缺少对这些情况的深层理解,在识别并处理原生家庭带来的心理创伤时,在修复现有关系、重建健康的情感联结等问题上感到困惑,不知该如何给这些困境中的人们以正确的引导和支持。

此时的心理疏导为什么非常重要

儿童青少年时期是身心发育的关键时期,在这个阶段,孩子要完成一系列重要的人生任务。他们要完成各阶段的学业,建立新的同伴关系,从情感上独立于父母,为职业选择做准备。如果没有适当的引导,很容易处于茫然的状态,加上应对的方式和策略不完备,他们的自尊容易受挫,心理健康很容易出现问题。部分心理问题若得不到及时有效的科学解决,不仅会影响孩子的学习成长,导致心理和行为偏差,严重者会发展成心理障碍甚至心理疾病,可能会出现健康危害行为、自伤及自杀等事件。

一

哇！ 她是文曲星啊

"叫你写！叫你写！"已经一个月了，三楼陈阿姨家一到晚上就鸡飞狗跳，这不，又开始撕作文纸了。

302 室陈阿姨家的女儿叫小甘，今年顺利考上了高中。没想到，高一第一次各单元的测验，除了语文外，都是全班倒数！这下陈阿姨急了！

参加完家长会后，陈阿姨更是急了："什么，除了语文之外什么都没兴趣！还有，听说你看了几本课外读物后，就迷上了写小说？你看你，上课写，下课写，课间休息写！笨丫头，你能找到工作就不错了，你还准备将来出书？白日做梦！"

"妈！别撕！妈！别撕！这是我这几天的心血啊！"小甘又一次边拦边喊。

"叫你上课写！叫你下课写！就撕给你看！"陈阿姨火冒三丈。

突然，陈阿姨家里发出锅碗瓢盆砸向地面的声音，然后 302 室似乎所有的声音都戛然而止了。

一天、一周、一个月，一到晚上，302 室陈阿姨家里变得异常寂静。

又过了一段时间，新的情况出现了！

"小甘妈妈吗？我是她的班主任，小甘现在不写小说了，但她在所有的课堂上都眼神游离，课间休息、体育课也不和其他同学玩。用我们老师的话就是突然变得性格极其内向，像变了个人！"

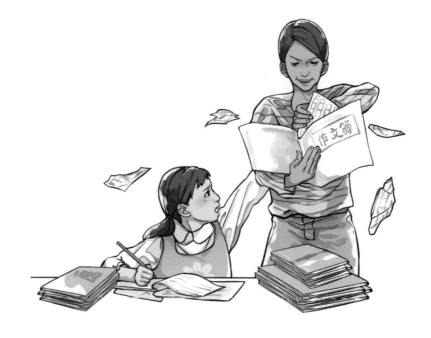

"是吗!?"陈阿姨心急如焚!

一个学期结束了,包括语文在内,成绩单上"红灯"高挂! 小甘更是天天神情恍惚。

寒假来了,陈阿姨不得不带着小甘去精神卫生中心了,诊断结果:轻度抑郁症! 这下陈阿姨欲哭无泪,每次碰到居委会的沈主任都要诉苦。沈主任知道内情后也非常真诚地表示理解,不仅耐心倾听、认真疏解,还替陈阿姨在邻里间寻求各种渠道的帮助。

"陈阿姨,小甘在吗?"住在六楼的陆叔叔在敲门。

陆叔叔是某大学中文系的副教授,一年前去国外做访问学者,现在刚回国。大家都知道陆叔叔非常喜欢小甘的,这不,他一听沈主任说的这情况,就马上从六楼下来了。

"陈阿姨,你撕掉的作文簿还在吗?"陆叔叔焦急地问。

"还有几本!"陈阿姨回道。

看了一会儿小甘写的小说,陆叔叔突然叫到:"文曲星下凡啊,将来小甘说不定就是作家啊!"

"是吗?"陈阿姨怀疑地问。

"咚、咚、咚!"陆叔叔急着敲开了小甘的卧室门。

"怎么啦? 一年没见怎么变化这么大?"陆叔叔惊喜地说。

"呜、呜、呜!"看到楼上的陆叔叔出现了,小甘第一次放声大哭了!

"陈阿姨,小甘跟我上去坐坐!"陆叔叔边说边使了个眼色。

"小甘,怎么啦? 陈阿姨说你变成呆子了?"到家后,陆叔叔边问边给小甘剥了一只橘子。

"陆叔叔,你不知道,进了高中,我脑海中突然经常出现修辞的灵感,一转身就没有了。怕稍纵即逝,所以只能马上写下来。当然! 肯定会影响其他科目的,大家都批评我,甚至歧视我,嘲笑我! 最让我愤怒的是我妈妈把我写小说的作文簿全部撕掉了!"说着说着,小甘又哭开了。

"唉! 这陈阿姨也太粗线条了吧?"陆叔叔心里埋怨着。

过了一个小时左右,看小甘的情绪好点,陆叔叔就把小甘送了下去。陈阿姨刚一打开门,陆叔叔就说道:"小甘,你自己洗洗,早点睡觉。陈阿姨,我们上去再聊一下!"

"陈阿姨啊,不是我要说你,你也太粗暴太冲动了,怎么可以把她的作文簿全部撕掉?"陈阿姨一进陆叔叔家,陆叔叔妻子不假思索地就责备起来。

"你先去睡吧,我和陈阿姨聊一会儿!"陆叔叔对他妻子说。

夜深了,陆叔叔与陈阿姨谈了"什么叫换位思考""什么叫抑郁症""什么叫读书人的自尊"……

第二天下午,小甘还是没精打采地回到家,又准备倒头睡觉。无意中,她看到书桌上有三本摆放整齐的曾经被撕坏的作文本,还有一

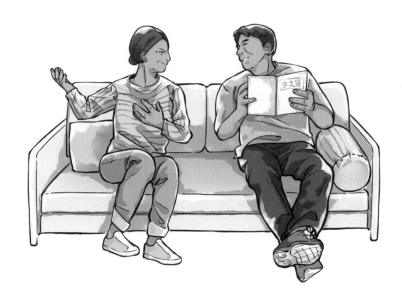

叠崭新的作文簿,她的嘴角慢慢露出微笑。

一个星期天中午,看小甘心情不错,陈阿姨就问:"听说今天居委会有社区活动,是专门为年轻居民组织的,叫什么潮什么玩,我也说不上来。你有兴趣吗?去看看吧!"

"好吧!"小甘简单地回着。

傍晚时分,看到小甘非常高兴地回家了,陈阿姨的嘴角终于露出一丝笑意。

原来这是居委会沈主任的建议,她关照陈阿姨:有可能的话,周日让小甘来参加小区的社会活动,这样对改变她的抑郁病情也是有帮助的。

三个月后的一天,陈阿姨再一次带小甘去医院复诊。医生私下里对陈阿姨说:"小甘的病情已经明显好转了,你可不能再对孩子冲动啦!"

"放心!医生,您放心!"陈阿姨太兴奋啦!

出了医院,母女俩又走进了电影院……

心灵解码艺术

在调解此类情况时,建议保持中立的态度,不预先设定立场或偏见,以"同理心"设身处地地尊重和理解每一位家庭成员的感受和需求,让家长理解亲子矛盾的根源和影响,引导他们用宽容的态度和正性的方法获得关系和解与重塑。

在亲子关系中,父母经常无意识地把学习焦虑传导给孩子,发怒、贬低、责骂孩子,这种消极态度内化为孩子对自己的看法,引发内在的自我对抗和人格中的自我防御,通过"批判的内在声音"进行"自我攻击",产生负面的想法、信念、态度和低自尊感,可能诱发心理障碍。

孩子的兴趣爱好是他们个性和天赋的体现,与学业并不是相互排斥的关系。艺术表达也是自卑感的"积极补偿机制"①,通过写作、绘画、音乐等形式,孩子可以释放内心情感,找到自我价值。父母应采取积极的态度和方法(如:运用"普雷马克原理"②、合理时间安排、目标调整等)塑造孩子的学习行为,促进两者相互融合与发展。

---

① 积极补偿机制:个体一旦体会到自卑感,就会通过某些积极行为来补偿不足,进而获得优越感。
② 普雷马克原理:用孩子自己喜欢的行为作为不喜欢的行为的有效强化物。

二
儿子失踪了

"阿婆,看到过我家小明放学吗?"小明的爸爸焦急地问着。

"没有啊!"小区里的阿婆简单地回着。

"小军,放学后看到小明了吗?"

"没看到!"小明的初中同班同学是这样回答的。

"阿姨们,你们看到过我儿子小明吗?"

"没有! 没有!"居民区的阿姨们也是这样回答。

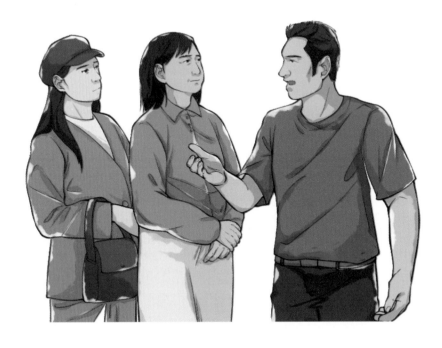

"小明,妈妈回来啦! 快下来! 帮妈妈把手里的苹果拎一拎!"

"啥！儿子失踪了?"小明妈妈听到孩子爸爸说儿子还没回家,一下子怔住了。

"肯定是因为昨天被你打了!"小明妈妈急得发疯。

时间已到晚上九点,发动亲朋好友找了半天,还是找不到。

"小明爸爸,还是去报警吧!"小明妈妈无奈地建议着。

"打吧！马上打'110'!"小明爸爸二话不说就拎起了家中的座机。

"小明他爸,开门！快开门!"电话还没打,突然有人在外拼命敲门。

打开门后,门口出现了三个人,再定睛一看,是老熟人居委会沈主任、一位陌生的警察,还有躲在警察同志背后的小明。

"小兔崽子,气死我了！急死我们了!"小明爸爸大吼着,不由自主又准备抡起巴掌。

"再打！你敢!"小明妈妈马上用身子护起了儿子。

"小明他爸,冷静点,你不能靠打来管教孩子!"沈主任一针见血地劝着小明爸爸。

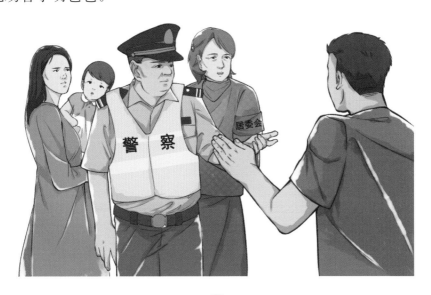

听到沈主任的话,小明爸爸叹了口气,放下了手臂,默默地去给警察、沈主任各倒了一杯绿茶。

喝了半杯茶后,警察同志开始发言了:"我是这里的片警,晚上七点左右,我无意中发现有个小朋友一直在小摊位周边徘徊,觉得不对劲,就把他带到了居委会。一问才知道是你家的儿子,因为考试成绩差不敢回家。最后还是居委会主任耐心劝说后才肯一起回来的。"

"太感谢了!警察同志。"

"咱们国家早就制定了家庭教育促进法,就是为了发扬中华民族重视家庭教育的优良传统,引导全社会注重家庭、家教、家风,还规定父母应当树立家庭是第一个课堂、家长是第一任老师的责任意识,承担对未成年人实施家庭教育的主体责任。像你这样动不动就动粗,能行吗……"警察同志又继续说着。

夜深了,居委会沈主任与警察走了。

阳台上,晚风徐徐吹来。小明与妈妈也睡了。只见小明爸爸轻轻地把儿子的书包打开,认真地重新整理起来……

心灵解码艺术

提供亲子教育方面的指导和建议,可帮助家庭成员掌握有效的沟通技巧和亲子互动方式,并引导其建立积极、健康的家庭价值观和规则。

亲子关系是一种心理依恋关系①。通过亲子依恋,孩子可以获得一个探索外部世界的安全根据地,一个当他们感到害怕时可以返回的安全避风港。

父母用"吼"和"打"来管教孩子,就是用不良的情绪和行为肆无忌惮地攻击孩子,孩子会变得敏感、自卑、叛逆,他们以"乖巧"来满足父母的掌控欲,而背后却是恐惧、讨好与渴望。

随着孩子的长大,最后会将对父母的情绪"泛化"②到所有人身上,形成社交恐惧。会复制父母的暴躁脾气来处理事情,产生暴力倾向,从"受虐者"转变成"施虐者"。

面对孩子的成绩,父母要始终做到冷静应对,用平等的态度鼓励和帮助孩子分析自己的问题,弥补错误。哲学家斯宾诺莎说过:"人心不是靠武力征服,而是靠爱和宽容征服。"

---

① 依恋关系:是个体对特定的他人持久而强烈的情感联结。这种情感使得个体在与依恋对象的相互作用中感到安全与愉悦。

② 泛化:是指当某一种刺激与某种反应形成条件联系之后,这种反应也会对其他类似的刺激产生一定程度的条件反应的现象。

三
我恨年夜饭

施医生是某三甲医院精神科的,一有空就接待心理咨询,他有一个姓黄的律师朋友,定期碰头。一天晚上,他俩约好找个地方去小酌几杯。

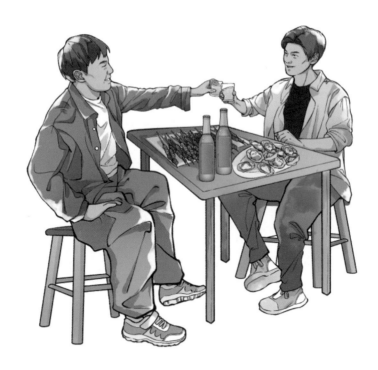

"施兄,你是研究心理的,这几天我倒有个素材,可以让你去研究研究!"黄律师边品红酒边说着。

"黄兄,说来听听!"施医生兴趣正浓。

"我知道！什么案情、主观要件、客观要件你都没兴趣，我就把我在看守所里与某犯罪嫌疑人的一段对话说给你听听吧，估计听了以后你又要沉思了。看来今天吃个饭，你又要扫兴了。"黄律师慢悠悠地说着。

案情很简单，一个犯罪嫌疑人才19岁，就会盗窃了。黄律师和他在看守所里有这样一场对话。

黄律师："案情不谈了，我们聊聊别的，心情好点，好吗？"

犯罪嫌疑人："好的！"

黄律师："我在想，这个案子，你盗窃数额也不大，是不是可以帮你申请一下取保候审。马上过年了，你可以回家吃顿热闹的年夜饭。"

犯罪嫌疑人："不！不！千万不要！我恨年夜饭！"

"啥？你跟黄律师说说你的理由！"黄律师意外地问。

"我以前也是个好孩子，但是自从我没有考上高中后，就什么都变了！"犯罪嫌疑人说。

"我的爸爸、妈妈希望我能通过中考、高考，光宗耀祖，爸爸尤其在乎这一点。所以我读书时，爸爸对我基本上是有求必应的，可是我没有考上高中，从此爸爸就看不起我了，还经常讽刺我！后来父母还经常在公开场合挖苦我，叫我是什么'工人笨叔叔'！"犯罪嫌疑人继续说着。

"还有，一到大年夜，所有亲戚都会来我家过的！一来就会有这种场景：舅舅会和叔叔比儿子的读书成绩（他们的孩子都在读高中），阿姨会和姑姑谈孩子如果考不上大学将来绝对是没出息的。怎么办？我因为没有考上高中，爸爸认为我给家里丢脸了，所以有一次吃年夜饭时，爸爸明确跟我说：以后不要上桌了，你就跟你妈妈一起端端菜吧！"

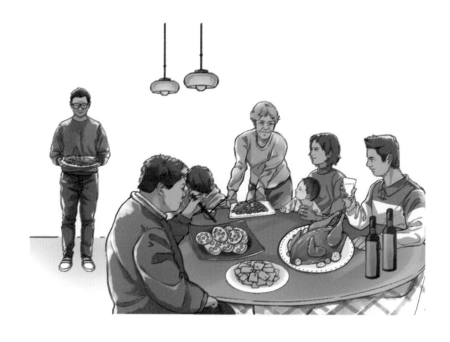

"是这样！我知道了！"黄律师轻轻地点了点头。

"既然大家都看不起我，后来我就干脆不常回家了，再后来我就认识了一些不正经的哥们儿。"犯罪嫌疑人说着说着，眼角流出了泪水。

"我恨爸爸、妈妈！黄律师，你身上有烟吗？我真想抽一支！"犯罪嫌疑人居然提出这种要求。

"喔，我们律师是有规定的，监管场所是不带烟的！"黄律师回着。

"怎么样？心理医生同志，这素材如何？"黄律师问着。

只见施医生放下了筷子，酒也不喝了，再一次陷入了深深的沉思。他联想到，医院附近的幸福小区里也有一个这样的孩子，社区工作者、家长正在和心理医生一起摸索疏导方案……

心灵解码艺术

通过"倾听"与"沟通"，使父母意识到不正确地对待孩子的挫折与失败可能会造成无法弥补的后果，只有与孩子"并肩作战"，保持情感上的联系，才能真正让他们学会承担责任，拥有面对失败的勇气。

成长与失败是相伴相生的。心理学中的"罗森塔尔效应"告诉我们，尊重孩子的失败就是对孩子的信任，反而会激发孩子战胜失败的勇气和动力。

父母对孩子伤人的态度、偏见以及不合理的期待一起作用，形成一套"反自我"的内在声音，这些批判的内在声音就像一个内化的父母，时刻提醒着他们的缺点。孩子一旦放弃了反抗，就会形成"习得性无助"①，出现"破罐子破摔"等心理防御行为。

孩子是独立的个体，他们也有自己的人格和尊严，父母随意践踏孩子的自尊心会给他们造成严重的"心理创伤"②，影响孩子的一生，甚至对父母产生恨意。

---

① 习得性无助：是指个体在经历多次失败后，形成的对现实的无望和无可奈何的心理状态及行为模式。在这种状态下，个体往往缺乏面对困难的勇气和动力，甚至放弃尝试和努力。

② 心理创伤：是指个体在经历或目睹极端、恐怖、生命威胁或严重伤害性事件后，所产生的一系列复杂而深远的心理反应。这些反应不仅影响个体的情绪、认知、行为模式，还可能波及其人际关系、生理健康，甚至导致心理疾病的发生。

四
他南下求学去了

"小冯，明天你就走啦？"小诸在电话里问。

"是的，明天中午的火车！"小冯简单地回道。

"明天你父母送你吗？"

"没人送，我自己一个人走。"

"那明天我来送你！"小诸在电话里斩钉截铁地说。

小冯和小诸从初中到高中同窗六年，现在都考上了大学。小诸考上了本地的一所大学，小冯被南方的一所大学录取了。

第二天上午九点，阳光灿烂。

"小冯，你父母真的没来送你？"小诸边推着自行车边问。

"你犯不着为我伤感，相反我觉得心情很舒畅！"小冯哼着小调。

"报到的钱拿到了吗？"

"我爸给了，就是不敢送我，跟他老婆回娘家了，否则我妈又会跟他吵架的。"小冯的父母已经离婚了。

"那你妈呢？"

"现在还在家里哭呢。"

"哭什么？"小诸问。

"我妈这几天常常边哭边骂，说一切都是为我！说我抛下她不管了，没良心……"小冯无奈地说。

肯德基快餐店到了，"小冯，我们一起喝杯红茶，你再上车吧！"

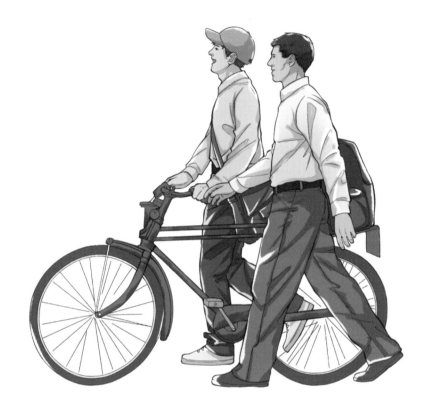

"好嘞！"小冯应着。

坐下后，小冯又念叨起他妈："什么都要听她的！"

"阿姨的脾气我知道！唉！"小诸附和着。

"兄弟，再这样下去，我真觉得自己迟早有一天会崩溃的！"小冯的话语里都是在控诉自己的妈妈，"随便说说就可以编本书了：初一不允许我去学武术，她说怕我学会打架！初二不喜欢我学游泳，她说怕出事！初三我喜欢溜旱冰，她坚决反对，说去溜旱冰的都是小混混！高一开始取消所有活动，她只关心高考；高二我喜欢看电影，她怀疑我会早恋；高三就更不用说了……"

"幸亏那天是在学校填报志愿，我才有机会选择了我喜欢的专业，否则……"小冯时而说着，时而听着背景音乐。

喝完一杯后，小冯和小诸又先后去续了半杯红茶。

"小冯，放心，到了广州后随时联系，春节见！有事我会和叔叔联系的！我知道叔叔对我的印象不错的！"小诸说后，又去买了两个汉堡包。

"兄弟，这两个汉堡包带上火车！"小诸关心地说着。

"谢谢！谢谢！"小冯的眼睛有点湿润。

"上海前往广州的列车开始检票了……"

拥抱之后，小冯与小诸道别了。小冯挥了挥手后便径直走进了检票口。

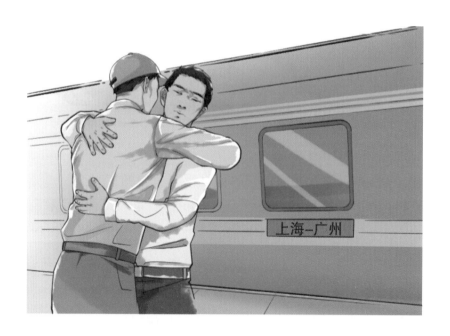

天黑了，两个汉堡包早被小冯消灭了。南下的列车如长龙一般在祖国广袤的大地上飞奔……

心灵解码艺术

建立开放、有效的沟通渠道，以"最小应答"①的谈话方式鼓励家庭成员表达自己的想法和感受，站在家庭成员的角度上去理解，并能够敏感地觉察到背后的问题，给予正确的分析和引导。

有一种软暴力叫"情感勒索"②。女性如果童年时父亲缺席，情感得不到满足，心理发育就会固着在那个阶段。成年后可能会变成情感勒索者，既渴望被爱又无情攻击，丈夫反而隔离和疏远。妻子本来投射给丈夫的焦虑、需要、暴虐欲，会经过"爱"的伪装转移到孩子身上，成为她两份安全感的唯一来源，加倍对孩子进行精神裹挟、禁锢和侵占。

情感勒索者对亲子关系的要求是"我说了算，你离不开我，我能完全掌控你"，这是绝对私欲和绝对权力下的绝对控制和绝对服从。这种"奴化教育"告诉孩子"我做什么都是为了你好"，孩子虽然痛苦，但只能接受，并把这些托词内化成自我的一部分。被奴化的思维根植在"超我"之中，成为人格的一部分，亲子间形成一种"病态共生关系"③。

随着长大，孩子会在越收越紧的枷锁中，感受到日益增多的挫

---

① 最小应答：是一种非常有效的沟通技巧，使用"嗯""哦"等来回应，鼓励对方继续讲述自己的经历和感受，并引导对话向更深入的方向发展。
② 情感勒索：以爱的名义进行精神禁锢，利用人的责任心、愧疚感和对分离的恐惧心理进行强有力的操纵。
③ 病态共生关系：是指个体之间在心理上未能实现真正的分离，而是保持着一种过度的、不健康的相互依赖。

折、孤独、自卑、屈辱和窒息，于是通过"逃跑"从本能上避免自己的精神分裂感。摆脱情感勒索是成长的开始，往往是由于一个契机，从被勒索的生存状态中走出来，自动建立正常的连接，一步步完成人格的真正重塑。

五
学习上"飞轮效应"

"老兄，今天古代汉语考得怎样？"上铺小李问着下铺小黄。

"不行，感觉考得很差！什么汉字、语音、词汇、语法、翻译，看得我头晕，没有要求，只求过关！"小黄一转身又睡过去了……

夜深了，小李还在辗转反侧。

"怎么回事？今天考古代汉语，怎么感觉就这么差？十有八九通不过，唉！怎么一打开《古代汉语》这书就头疼！"小李透过寝室的窗户看了看外面，一片寂静。

过了几天，又上古代汉语课了，大家都觉得老教授非常不高兴。

"你们考进来的不都是当地的文科状元吗？这次考试考得很不好！你们平时看书吗？图书馆去吗？如果这种情况持续到寒假，你们春节别想过好！还有两个月时间，大家自己看着办！"老教授严肃地说着。

一个上午的课程结束了，大家都迫不及待地冲向了食堂。但小李还是步履沉重，心事重重，因为他和下铺小黄都没有过关。

第二天下午，小李发现他的自行车链条有问题了，于是就推着自行车去了修车摊位。

"大叔，我的自行车有问题，你帮我看一下好吗？"小李礼貌地问着。

大叔开始修车了，小李蹲在边上，无聊地看着。为了使静止的车轮转动起来,一开始,修车大叔用了很大的力气,一圈一圈反复地推,每转一圈都很费力,但是每一圈的努力好像都不会白费,车轮开始转动得越来越快。到了某一临界点后,车轮的重力和冲力会成为推动力的一部分,这时大叔就无须再费很大的力气了,车轮依旧会快速转动,而且不停地转动。

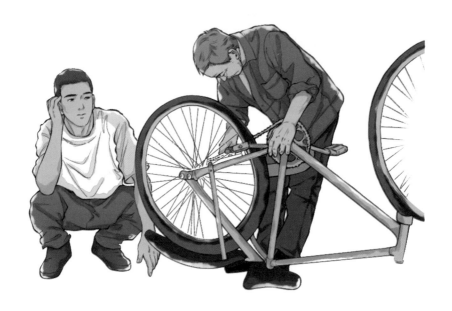

"莫非这就是心理学课堂上讲的'飞轮效应'?在做每一件事的最初阶段,都必须付出足够的坚持和努力?"

"五块钱!"修车大叔一边擦着车座上的灰尘一边说着。

"好嘞!"小李突然茅塞顿开,高兴地给了钱,然后哼着小调,快乐地把单车飞一样地骑走了。

接下来,小李开始专攻古代汉语了。只要有时间,他就钻进图书馆,上课的时候他更是尽可能地往前面坐……

元旦过去了,放假前的大考又来了。

夜晚,灯熄了。

"兄弟,今天你考得怎样?"这次是小黄担心地问小李。

"还行!"这次小李回得似乎很有信心。

这是进入大学的第一个寒假,小李坐火车回家了。在家的时候,他得知自己的大考成绩不错。大年初五,他便兴高采烈地和邻居们去迎财神了。

时光如梭,眨眼间,已经进入了大二下学期。小李站在光彩夺目的领奖台上,他的一篇古代汉语学术论文获得了优秀论文奖。老教授欣慰地紧紧握住他的手,亲自给他授予了获奖证书……

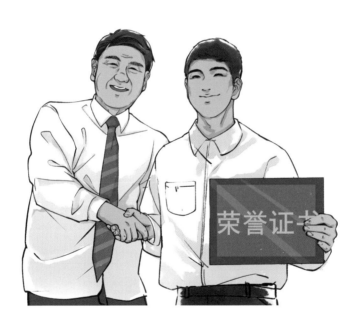

心灵解码艺术

客观地与当事人一起分析学业焦虑背后的原因,使其更好地领会"飞轮效应",从而坚定学习信念,并付诸行动,同时鼓励他持续关注自己的正向改变。

在心理学中,"飞轮效应"提示面对新的挑战或尝试时,初始阶段可能会困难重重,进步可能微不足道,甚至让人沮丧,然而保持高度的坚持和耐心是克服障碍、走向成功的关键。

文中小李以优等生身份考入大学,内心充满优越感。当他的古汉语考试成绩不好,优越感和自尊心受到威胁和挑战时,其人格中内化的"超我"[1]和"本我"[2]发生冲突,产生焦虑和恐惧。主体感受上的"应该感"激起了他的高层次竞争意识和动机,"求胜"和"怕输"两个动机转化成为驱力[3],实现对自体的改造行为,直到可以脱离本来的动机而形成自动化(功能自主)行为。

当小李通过努力超越了自己或他人时,就体验到能力、地位、智力、智慧、道德等方面的优越感或成就感,受人尊重、赞许和认可的需求也能够得到满足,并愈发感受到群体归属感。因此,个体在成长和发展过程中,面对挑战时要有耐心和毅力,只有通过持续的努力和积累,才能达到一个临界点,使得后续的发展变得更加自然而然。

---

① 超我:在弗洛伊德人格结构理论中是指人格结构中的道德良心和自我理想部分。
② 本我:是先天的本能、欲望所组成的能量系统,包括各种生理需要。
③ 驱力:是指由生理或心理方面的需要引起并推动机体从事满足这些需要的行动的内部唤醒状态。

六
"985"里的焦虑

"爸爸，高校录取通知书来了！"小孙飞一样跑回了家。

"是吗？快！让爸爸看一下！"小孙爸爸听到后马上从厨房里走了出来。

"好啊！我儿子争气！考上有名的'985'大学了！"小孙爸爸边看边啧啧地说着。

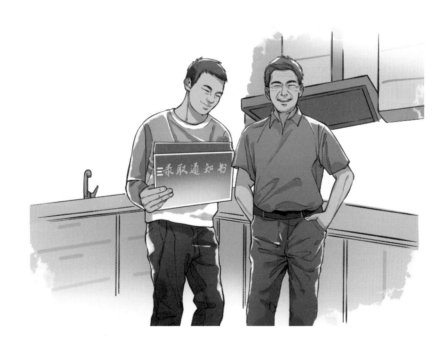

九月初，小孙拿着各种生活用品，去大学报到。虽已是处暑，太阳却依旧火热，小孙的心情也是火热的。

新生军训很快结束了,大一的同学们又进入到紧张的学习生活中去了。

时间过得真快!第一轮各科目的考试也结束了。

"小孙,我们怎么觉得你最近好像有点无精打采的啊?"一天中午,同宿舍的几个同学在食堂一边吃着午饭一边问。

前一天,有同学在操场上看到小孙不跑步,也不玩单杆、双杠,只是呆呆地在观众台上坐着,似乎在想什么心事。

更有一天,同宿舍的同学看到小孙借完专业书后,居然在图书馆的阅览室里打起了呼噜。奇怪!

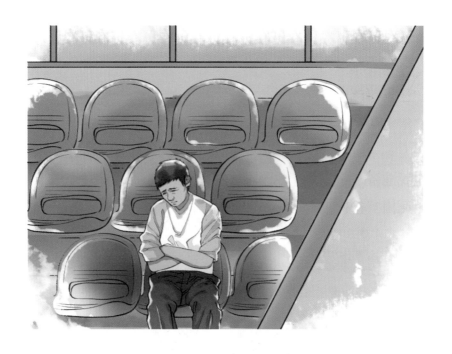

又过了一段时间,学校进行了上学年的考试,考试结束后第一个寒假便正式开始了……

"小孙,回家啦!学校怎么样?给爸爸聊聊!"小孙爸爸看到儿子回家了可高兴啦!

"爸爸，我想睡觉!"小孙一回到家就想睡觉，满脸疲惫，毫无喜色。

"快睡! 快睡! 回家一路颠簸，累了!"小孙爸爸非常善解人意地说。

第二天一早，小孙爸爸就给小孙煎了两个荷包蛋。可是上午十点，小孙还赖在床上。

怎么回事? 爸爸觉得有点意外!

"小孙，太阳已晒到屁股了，怎么还不起床?"小孙爸爸有点不悦。

"爸爸，你不要吵我，让我睡睡足，我会找你聊聊的!"小孙在被窝里说。

"好! 好! 你睡吧!"小孙爸爸很不高兴。

一觉继续睡到下午。

"爸爸，有空吗?"小孙洗漱完毕问。

"爸爸等到你现在，不要明知故问!"爸爸有点火了。

"爸爸，我觉得这所大学不错，只是我觉得自己好像不是读大学的料，我准备一直混到毕业算了!"小孙开门见山地说道。

"原因?"爸爸听后只说了两个字。

"爸爸，是这样的! 入校以后，其实我比读高中时更加努力，可是每次成绩出来后，我总是处于系里的下游。高三时我哪次不是名列前茅，我实在接受不了! 我在想:我的作战半径是不是已经到了极致?"

是这么回事啊! 小孙爸爸听后，站了起来，走进了自己的卧室。

"小孙，你仔细看看吧!"小孙爸爸把一张泛黄的纸交给了小孙。小孙看后说:"啊! 爸爸，你读大学时的成绩也表现不佳嘛!"

"是啊! 但你爸爸毕业时还不是照样被评上优秀毕业生吗?"小孙爸爸认真地说。

"儿子！你要考虑到：今天能考进'985'大学的，哪个不是精英？你自我感觉不要太好！上半学年没有补考，我看你已经不错了！"小孙爸爸补充道。

父子聊了一个多小时后，小孙爸爸半开玩笑半严肃地说："好了！现在你快陪你妈去买菜，晚上爸爸还想喝几杯好酒呢！"

下学期开始了。

一天，同寝室的同学们又无意中聊到了小孙："大家注意到没有，这样下去他可能会被保送研究生的……"

心灵解码艺术

对孩子表现出充分的尊重、共情和积极关注，帮助他理解自我，认识不合理信念，识别问题根源，领悟自己焦虑情绪的意义，从内心困扰中解脱出来，进而采取更有效的行动。

青少年处于"身份认同"①和自我探索的关键时期，常与他人比较，怀疑自己的能力和价值，完美主义就成了一种维持自我价值和回避失败的策略。他们以"全或无"和"灾难化"的思维模式看待事物，如考试成绩不如所愿便认为是人生失败。

由于童年时期父母或他人的高期望、贬低、否定，孩子可能会不知不觉中将这种焦虑的想法"内化"②，也就习惯于自我挑剔和自责，害怕让别人失望。而不完美事物激发了这些深层的和强烈的不安全感，在潜意识里形成错觉：拖延和优柔寡断能减少焦虑，担忧能做出更正确的决定，自我批判能鞭策自己，实际上适得其反。

要想打破这个"自我图式"③，首先要包容自己感到焦虑的事实，给自己一个清晰的心理空间，重新树立一种合理的、宽容的、注重自我肯定和鼓励的标准，发展灵活的自我观，对成功做出更广泛的理解。

---

① 身份认同：是指个体对自我及所属群体的认知、评价和情感体验的一致性体验。它是个体在社会化过程中，通过自我探索、社会比较和群体归属等方式形成的对自我身份的认知和确认。

② 内化：是在思想观点上与他人的思想观点相一致，自己所认同的新的思想和自己原有的观点、信念，结合在一起，构成一个统一的态度体系。这种态度是持久的，并且成为自己人格的一部分。

③ 自我图式：是指个体在以往经验基础上形成的对自己的概括性的认识。

七
焦虑的克星:"场景预演"

"怎么一上去就紧张?怎么一上去手就不知道放哪里?怎么一上去眼睛就只会盯天花板?"炎热的夏天来了,一年一度的暑假又开始了,飘逸的柳叶下的小张却在为下学期的演讲比赛忧心忡忡。

"各位选手:有个情况跟大家说明一下,下学期的演讲比赛由于校领导极其重视,所以演讲比赛的场所由 40 人教室变为 100 人大阶梯教室!"放假前,老师是这么说明的。

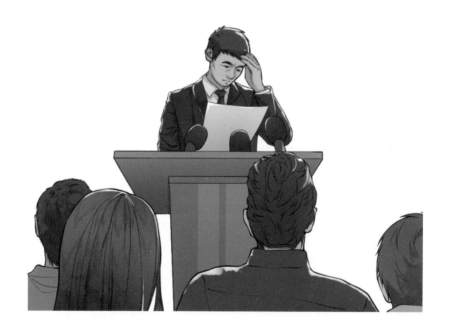

一开始,小张并没在意,直到一次他和别的同学进去搞卫生,才注意到大阶梯教室好大呀!人往讲台上一站,怎么会立马紧张起来?

从学校到上海的家有一百多公里,小张坐上了高铁后就昏沉地睡了过去。

"怎么回事,我家的小张心情不好啊! 莫非大二升大三考试成绩不好?"小张妈妈吃饭时随口问着。

"没啥! 没啥!"小张没精打采地回着。

又过了几天,小张还是老样子。

"老张,你注意一下你的儿子。大热天的,他连游泳也不去了! 莫非他终考不好? 要补考? 莫非他恋爱了?"小张妈妈疑惑地问着。

"是吗? 这几天宾馆工作很忙,哪有时间来管他? 知道了,我来观察一下!"小张爸爸老张是当地某高级宾馆的会务部经理。

这天,老张吃完晚饭,就叫上了儿子:"小张,陪老爸到外面去'乘乘风凉(上海方言)',不要老是在家'捂空调(上海方言)'!"

不一会儿,父子两人已经在外散步了。

"小张,爸爸发现你的情绪有点不对劲啊! 有心事,给我说说?"老张问。

"跟你说有啥用。"小张无奈地说。

"是吗? 那你说说! 说不定有用呢。"老张耐心地劝着。

"是这么一回事……说到底就一句话:我怯场了!"小张是越说越焦急。

"喔,知道了,让爸爸动动脑筋!"老张认真地思索起来。

几天以后,老张有招儿了。

"小张,你们大学暑假任务多么?"老张问。

"没啥任务。"小张回道。

"那这样,从下周开始,你来我单位做一个月的实习生,专门在会议室配合大家工作,行吗?"老张问。

"好！暑假期间，接触接触社会也好！"小张一口答应了。

很快，小张就在宾馆会务部干上了。

"小张，已经在会议室配合大家工作一周了，有什么感觉？"老张问小张。

"没啥！唯一的感觉就是你们宾馆的会议室真大，真气派！"小张由衷地认可着。

过了一段日子，老张又一次笑着问小张："小张，在会议室已经配合大家工作两周了，有什么感觉？"

"爸爸，这段时间收获很大！这周各类会议很多，我在后面配合大家工作，发现发言的人都很有水平。因为开学后我也要参加系里的演讲比赛，所以没事的时候我就站在后面默默地学习着！没人的时候，我也站上去感受一下，有时也会演示一下！"这次小张谈的内容就多了。

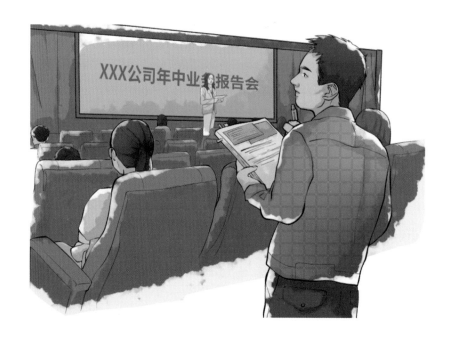

"小张,你在宾馆大会议室配合大家的工作快一个月了,有什么体会?"暑假过半了,老张再一次问小张。

"老爸,谢谢你!我终于领悟到你的用心了!这么多会议我都旁听了,这么多领导的发言,我发现一个规律——似乎个个都是'目中无人',只管自己发言!"小张高兴地看着老爸。

听着这些心得体会,老张高兴得合不拢嘴!

接下来,小张又开始天天去游泳了。

八月底,大学快要开学了,这次小张坐高铁的心情好多了。分手时小张这样跟爸爸说:"好一个场景预演,对演讲比赛我有感觉了。我会'目中无人'的!爸爸,等我的好消息!"

"哈哈哈!"老张欣慰地大笑起来。

心灵解码艺术

支持与倾听有助于当事人感到被理解和接受,引导他们觉察消极的自我核心信念,识别和改变负面的思维模式和行为模式,增加自我支持,逐渐建立内在的秩序感和力量感。

深陷"社交焦虑"①困扰的人,每当在公开场合发言就会感到强烈的恐惧或忧虑,并且经常通过"事后加工"②,不断地过滤和反刍,在潜意识里逐渐形成一种"我不行"的固有观念,进一步回避社交,又强化了社交焦虑,无法自拔。

社交焦虑者真正害怕的是被暴露,有一种寻找"遮盖"的冲动,本质上说就是羞耻让他们想要隐藏。他们过于强烈的自我意识和"过度关注自我"的思维方式,形成他人或自己对自己的"内在评判",自信心被不断削弱。这可能与童年时期习得的情感经历或被忽视、被拒绝、被羞辱等痛苦经历有关,父母过分谨慎、过分挑剔、过分压制、过分冷漠的态度使孩子不很确信自己是否被接纳,在成年后很可能缺乏社会安全感,社交场景便促发了这个原始焦虑。

战胜焦虑的最好方式就是"开始行动"。首先要接纳自己的思想和情绪,使焦虑外化,建立与自己"内在小孩"的联系和对话,进行"认

---

① 社交焦虑:也被称为社交恐惧,是指在社交场合中,个体感受到过度紧张和不安的心理状态,因而产生回避社交场合的现象。
② 事后加工:是一个思考过程,在这个过程中,个人回顾自己的行为以及其他个人在社交事件之后或预期即将发生的类似事件时的反应。

知重构"①,改变信念体系中的"焦点"意识,让"积极的你"说服"消极的你",勇敢去做那些令你恐惧的事,逐渐消除恐惧对象与焦虑恐惧反应的条件性联系。

① 认知重构:是指通过重新评估和挑战那些不合理的、消极的思维方式和信念,来替换为更积极、更建设性的思考方式。

八
你考虑过螃蟹效应吗

汪伯是某机关的领导,弹指一挥,现在退休了。但汪伯社会阅历丰富,再加上他是个热心肠,所以退休后家里倒也热闹,不感寂寞。常有小辈们登门咨询各种职业打拼的经验,这不,又来了隔壁楼里一个刚毕业的大学生。

"汪伯,爸爸跟我说毕业后如有社会问题就向您请教!"大学生的爸爸以前和汪伯一起当过兵,又是老邻居,关系就更近了。

"什么事啊,娃娃?"汪伯客气地问。

"是这样的,今年七月我就大学毕业了,正在找工作。现在有两个公司都对我印象不错。但到底去哪家公司工作,我非常犹豫,所以想来听听汪伯的建议!"大学生认真地介绍着。

"两个公司的综合待遇分别怎样?"汪伯边泡着茶边问。

"是这样的,一家是在外地县城,一个月 8 000 元左右;一家是在上海市区,但一个月只有 5 000 元左右。"大学生纠结地说。

"喔,知道了。听你爸爸说你这孩子读书很争气,初中、高中、大学都是住读的。"

"是的,是的,汪伯过奖了。"

"不过,娃娃你也不要高兴,一直住读说明你没有什么社会经验啊!"汪伯的脸色开始严肃了。

"县城和市区的风俗、文化的区别你知道吗?"汪伯状似随便地问,"你知道螃蟹效应吗? 我也不能乱说,你自己去悟吧!"汪伯退休

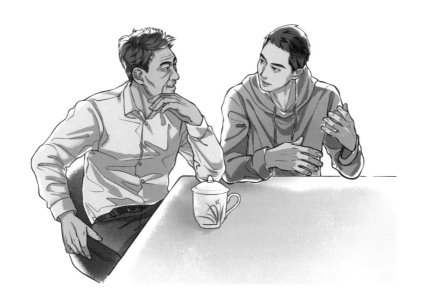

后信佛了，所以喜欢凡事都用"悟"这个字。

"娃娃你听着：钓过螃蟹的人都知道，竹篓中放了一只螃蟹，要记得盖上盖子，否则它就会爬出来的。但是如果你多钓几只放进去后，就不必再盖上盖子了。你不信试试，螃蟹再怎么挣扎也是爬不出来的……"

"为什么？因为当有两只以上的螃蟹在篓子里时，每一只螃蟹都争先恐后地朝出口处爬。但当一只螃蟹爬到篓口时，其余的螃蟹就会用威猛的大钳子抓住它，最终把它拖到下层，由另一只强大的螃蟹踩着它向上爬。如此循环往复，没有一只螃蟹会成功，这就叫螃蟹效应。"

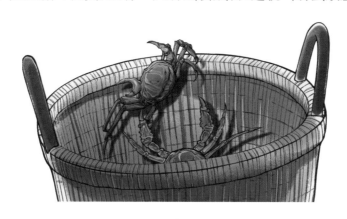

大学生就是大学生,书读得多,喜欢沉思。

很快,大学生就说:"汪伯,我懂了,我走了! 这里有两听茶叶,是爸爸叫我带给您的,这是他的一点心意!"

"客气了! 客气了! 代我向你爸问好。"汪伯欣喜地谢着。

几个月以后,一天下午,汪伯在家听评弹,有人轻轻地敲开了汪伯家的大门。

"汪伯,虽然工资不高,但最终我还是去了上海市区的公司。下午没事,领导同意我外勤。再说吃蟹的季节来了,我就给伯伯您带来一篓螃蟹!"小伙子诚心地说。

"好的! 好的! 小伙子有悟性!"汪伯爽朗地笑着。

心灵解码艺术

通过"苏格拉底式提问"①引导当事人从动机、需求、爱好、环境等方面进行自主思考,从而理性地做出职业选择。

职业选择是一种综合考量,需平衡个人特质和社会因素,认识自我需求和职业发展,兼顾"内在动机"②和"外在动机"③。

健康的文化环境可以满足人类对归属感和自我实现的高层次需求。极端集体主义文化使人们失去个体自主性,剥夺自我身份的认知,极端个人主义文化会导致激烈的人际争斗与狭隘心理,都会阻碍个体成长与发展。

职业选择是一个自我成长和自我实现的问题,洞察自我,审视自己的价值观,进行充分的"职业匹配度"④、文化环境分析,做出合适的决策。

① 苏格拉底式提问:是一种源于古希腊哲学家苏格拉底的对话法,以循序渐进的提问方式引导个体进行自我反思,逐步揭示问题的核心。
② 内在动机:又称为内在驱动力,指个体因为一件事情的本身而爱上它,即使没有外在回报也愿意去做。
③ 外在动机:指通过外部刺激,影响个体行为的一种动机。包括金钱、社会认可和地位等。
④ 职业匹配:是指个体在选择或从事某一职业时,其个人特质、能力、兴趣、价值观以及职业经验等与所从事职业的要求、环境、发展机会等方面的契合程度。

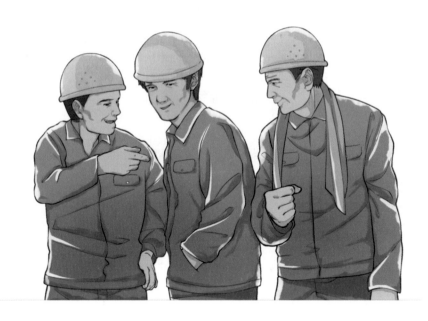

青年文明岗流动红旗也被挂到别的车间去了。更让小王郁闷的是，青年节过后，小王团支部书记的职务也变成副的了……

自从小王不做团支部书记以后，身边的冷言冷语也开始多了起来："他现在团支部书记做不成了吧，再让他潇洒……""平时上班像多大个领导似的，管这管那，跟真的一样，现在再看看他，嚣张不起来了吧！"……

小王虽然心里有些难过，但表面上倒也平静，该上什么班，就上什么班。但小王不知道的是，人事科、厂办和车间的党支部等部门领导都在默默地注视着他。

一眨眼，来到了国庆节。不巧的是很多人要请假回家，所以小王要连着三天上夜班。

国庆节的烟火甚是迷人，家家户户都在欢庆，可在企业的内部，照样是另外一番风景，处处是赶进度的氛围。

"这里是几车间？是谁在值夜班？"凌晨，上级总值班开始下来查岗了。

"这里是生产车间，夜班负责的是车间副主任和团支部副书记……"旁人介绍着。

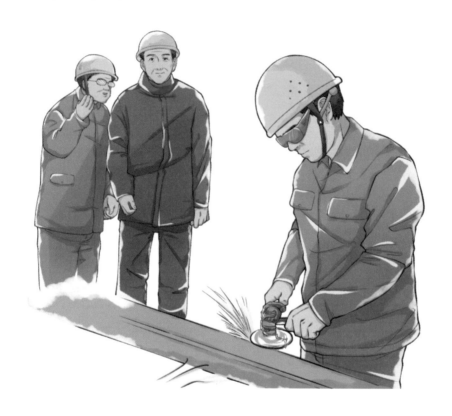

连续三天都是夜班，小王很累了，一回家倒头就睡。休息两天后，他又去上早班了。

清晨六点半，小王准时上岗了。

上午十点钟，厂区的喇叭突然开始叫了："喜讯！喜讯！我厂的生产车间在国庆期间凌晨经受总值班的严格检查，被评为优秀！同时领导点名表扬该车间的团支部副书记……"

几天后，早班快结束时，小王正准备回家休息，没想到，李书记在车间主任的陪同下找到了小王："……金属工件加热到一定温度后，

第二轮面试来了余下的两位面试者。

考官宣布到："公司最近打了一场官司，输了，准备上诉。这是判决书复印件，给你们一个小时，请分别谈谈你们的想法。别的没什么，跟第一次规则一样。"

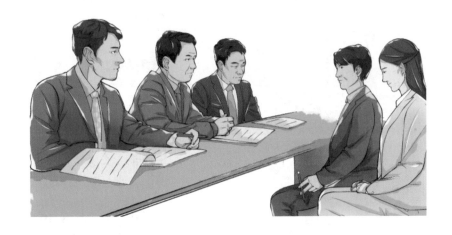

过了一个半小时左右，两位面试者忐忑不安地离场了。

"张总，这次您又有什么感觉？"公司的考官再次都看着张总。

"大家看，我觉得两位面试者对司法实践似乎都不行，言之无物！我觉得没经验可以锻炼，但是大学都毕业了，心理素质还不行就麻烦了。你们是否看到那位女面试者一直在捏手机上的饰物，不至于那么紧张吧！"张总边说边摇着头。

一看手表，午餐时间到了，张总便和大家一起去食堂共进午餐了。他边走边说："你们人力资源部平时在面试应聘者时，一定要注意他们的微表情啊！今天来面试的另外一位就留下吧，先签两年再说……"

心灵解码艺术

年轻人在求职应聘时要注重微表情管理，充分把握好短暂的前"四分钟"，向面试官证明自己是个有能力的人，并留下良好的第一印象。

求职应聘者的"第一印象"对于成功获得职位很重要，除了面试者的专业素养，其"微表情"①也向外传达着一些"心理密码"和潜意识的思维真相，面试官的本能脑（"本我"）不动声色地洞悉面试者的内在个性特征及真实的内心世界，形成"个体心理定势"②。

由于本能脑在生理上占据主导地位，比理性脑（"自我"）反应的速度更快，在进行个体评价时，面试官需从主观认知和感觉中脱离出来，让本能脑与理性脑彼此交流，从很多不同的角度进行分析和验证，从而在职场中做出有效判断，这也是培养领导力的关键因素。

---

① 微表情：通过细微的面部或姿势的变化表达内心的思想感情。
② 个体心理定势：指人们不自觉地沿着一定方向感知事物、记忆事物，去思考问题和寻找解决问题的方法。

十三

就怕 99 - 1 = 0

小邱一家一直住在幸福小区,他已经工作好几年了,还当上小干部了。表弟小林生活在江阴,少不了有事就麻烦上海的表哥。

"表哥,最近你忙吗,能来次江阴吗?"小林在电话里焦急地问。

"啥事啊? 最近挺忙的! 急吗?"小邱有点摸不着头脑。

"是这样! 今年六月我要参加高考了,我爸妈文化又不高,所以我想请你过来一次,帮我一起把志愿表填一下!"表弟解释着。

"喔! 这事啊! 这事要紧的,我马上过来!"表哥是个热心肠。

接下来,见多识广的小邱就独自开车去了江阴,指导小林把志愿表填了。到了八月底,表弟也顺利地考进了南京的一所大学。

过了两年,一天中午,小邱又接到了表弟的电话。

"表哥,听说你自己注册了一家公司? 行啊,以后要叫你老总啦!"小林一个劲地捧着小邱。

"那你还叫我表哥?"小邱开玩笑地说。

"无事不登三宝殿,我又要麻烦表哥你啦!"小林在电话里讪讪地笑着。

"啥事?"表弟这种有事有人、无事无人的风格,其实表哥早有体会,但考虑到自己母亲的面子,还是比较客气。

"表哥,有件事你可要帮帮我啊! 现在大二了,我谈了个女朋友,是我同学。她想趁暑假来上海玩几天,我想表哥你能不能开车陪我俩几天?"

"让我考虑一下,下午给你回音。"这次小邱没有马上同意。

"你就帮帮他吧,找个女朋友也不容易,再说是我娘家的人,你就给我个面子吧!"小邱母亲知道这情况后,是这么说的。

"这样,到时你提前提醒我吧!"小邱虽然公务繁忙,但是个孝子,对妈妈的话还是非常听的。

这个暑假,小林过得太有面子啦!他和女朋友在上海好好逛了三天。只是表哥小邱非常不悦,表弟走时连招呼也没有打一个,仿佛他就是在办分内之事。

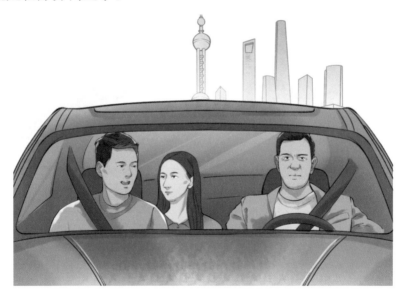

就这样,又过了两年。

一天晚上,表弟的电话又来了。

"表哥,在忙吗?是我呀!"

"真是太阳从西边出来了,能接到你的电话!"一听这声音,表哥

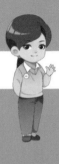

"小巷总理"的困惑

　　幸福小区里有一群年轻人刚刚走出校园步入社会,开始迎接人生的考验,面对陌生的工作环境、复杂的人际关系、可能的职业挫败感、亲密关系中的嫉妒等情况。"小巷总理"应该如何帮助这些年轻人快速适应并找到自己的定位? 年轻人该如何处理好与亲戚、家人、同事、上级、下属、客户、竞争对手的各种关系,学会正视问题和寻找解决问题的方法,顺利走向人生的下一个阶段?

　　帮助他们完成从青涩到成熟的蜕变

　　年轻人走过青春期迈向成熟,逐渐承担起更多的责任和义务。他们开始进入职场、组建家庭、参与社会活动,这是一个全面而深刻的过程,这不仅是生理上的成熟,更是心理、情感、认知以及社会角色等多方面的综合发展。在这个过程中,他们需要学会人际交往与合作、适应社会规范、懂得夫妻相处之道。虽然充满挑战和困难,但正是这些经历塑造了更加成熟、自信、有担当的年轻人,为他们的未来生活奠定坚实的基础。

十

夜班与"21 天效应"

月亮高高地挂在半空，大概已经下半夜两点了。离开厂区就是万籁俱寂，但车间里还是一片轰鸣。

小陈是新招聘进厂的工人，被分配在机修车间，厂里安排的是长夜班，工作模式是"做三休一"。

"小陈，那边有台机床有问题了，我们过去看一下！"带教的陶师傅对小陈叫着。

"小陈，你在睡觉啊？当心被扣奖金！"陶师傅大吃一惊，不由得骂起来。

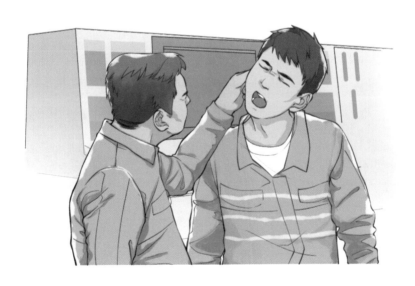

太阳从东边升起来了。

疚感转化成负面情绪,选择回避或回应不足,逐渐疏远或怀有敌意。

　　过度的好意也容易让受助者产生过度依赖,一旦这种依赖无法持续满足,就可能出现反弹,引发怨恨或恶意。因此,在人际关系中要注意保持边界感,助人时把握好原则和底线,不轻易妥协,维持好关系的平衡和对等。

十四
跟"妈宝男"谈恋爱

"重要消息！上半年公司的业务已经突破瓶颈！所以经过管理层会议的决定，准备给予营销部一次国内旅游奖励，费用由公司承担！旅游地点：西安、华山！"

"吁！"营销部一片欢呼声。

"宝宝，你跟你妈妈汇报过吗？"有同事又开始调戏起小陈来了。

"宝宝"是小陈的绰号，因为两年前公司业务部要招聘一批营销业务员，当时只有小陈是由妈妈陪来面试的，从此以后他就有了这雅号。殊不知，在家里，妈妈确实经常称呼小陈为"宝宝"，尽管他已经是一米八的大高个儿。这在幸福小区，是尽人皆知的"幸福"笑料。

"他们搞什么？电话早就通过了，我妈说西安是好地方，没去过应该去玩玩！""宝宝"边做着鬼脸边向同为营销部职员的女朋友小朱说着。

半个月后，公司的旅游活动开始了。

这天中午，营销部全体员工在浦东机场集合，大家的情绪都非常高昂，小朱也依偎着小陈。没想到，小陈的妈妈来电话了，小陈马上松开了小朱。

"你为什么只说西安，不说还有华山？关照你！华山不要去，山脚下坐坐，喝杯茶，不要上去，危险！"妈妈在电话里大声叮嘱。

"知道了，妈妈放心！听你的！"小陈坐得笔直。

心灵解码艺术

以"家常话"开题，关心年轻人的职场适应情况，从而引出对"习惯"的讨论，使他们意识到只有坚持才可以逐步巩固和强化大脑中的神经回路，实现自我调控能力的提升，高效适应工作岗位。

习惯的形成需要经过控制、认同和内化的过程，且需要时间的积累和实践的强化。行为心理学研究认为，一个习惯的初步养成需要至少21天，而完全的习惯养成模式大致分成三个阶段：第一阶段是"制度制约"（1～7天），需有他人督促提醒；第二阶段是"自觉行为"（7～21天），行为由自我督促；第三阶段是"自动行为"（21～90天），行动内化为自身的需要。

由于新的条件反射形成的暂时神经联系在成长定型之前是不稳定的，必须坚持到新习惯稳固为止，且在习惯习得过程中，获得"机能"①的练习效果更好。

"习惯是一种顽强的巨大力量，它可以主宰人生。"②但过度依赖习惯容易出现消极的思维定势与刻板印象，产生自我束缚，应掌控好"习惯"的两面性。

---

① 机能：指经过一段充足时间的练习后，某一特定动作的学习曲线不再提高，而是保持在一种水平状态的习得习惯。

② 英国文艺复兴时期的著名哲学家弗朗西斯·培根（Francis Bacon）的名言。

十一
新人成了"御用摄影师"

小丁是一名顺利入职的毕业生，被分到新公司的设计部，刚入职两个多月就已经开始参与产品设计了。这个小伙子是社区里的"好孩子"，从小多才多艺，现在工作又顺风顺水，经常被阿姨妈妈们拿来给孩子们做榜样。

"小丁，星期天你确定可以吗？"同事、团支部书记小胡又专门问了一下。

"你知道的呀！我们研发部团支部搞活动，大家都知道你是摄影爱好者，所以大家特别希望你也参加，多给我们拍些美照！问题是这两天你都要熬夜加班赶设计图，大家都很担心你的身体！"小胡担忧地说着。

"放心！"小丁边回话边在电脑前忙活着。

几天后，团支部外出活动的照片整理出来了。

"灵的！灵的！"

"让我也看下！"那天正好公司总经理也在。

"就是那个小丁拍的？不错！不错！有基础！"总经理看后说道。

一天，设计部主任有点急事，说："小丁，我忙着，脱不开身。这里有一套图纸，你帮我马上送到总经理办公室，交给总经理！"

"好的！"小丁边应着边快速向总经理办公室跑去。

"你就是那个小丁吧？我见过你拍的照片！"总经理拿到图纸后，

一天下来,小朱体会到华山不愧是天下第一险山!她认为,陕西之游让她最难以忘怀的就是华山。

最后一天下午,公司营销部的全体人员平安地飞回了浦东机场。在出口处,小陈急急地叫着小朱:"别急,我妈会开车来接我的,一起走吧!"

"不麻烦啦!这里有磁悬浮列车、有地铁,客气了!"小朱干脆地回答,一眨眼就消失在如织的人流之中……

心灵解码艺术

引导当事人正确地认识和觉察"妈宝男"问题背后的真相及其对儿子婚姻的影响,进而正视和面对这个问题,改变母亲与儿子的相处方式,走出这种纠缠的关系。

"妈宝男"①是父母与孩子之间共谋的结果,是溺爱型教养方式和专制型教养方式的产物。

随着孩子的成长,母亲无法忍受分离焦虑,于是潜意识动用"溺爱"的防御方式与孩子依赖共生,使孩子失去自主性和爱他人的能力。专制型父母通过"控制"这种自我防御把孩子当成是维持他们存在感和价值感的资源和工具,牢牢地控制在限定范围内。专制型父亲通常导致男孩难以完成对父亲的性别认同,发生"俄狄浦斯情结"②,过度依恋母亲。

孩子的心理成长需要恰当的养育环境,爱孩子最好的方式是让孩子成为他自己。父母要适时放手,不要用孩子补偿自己人生中的情感缺失,不过多干预孩子的人生,给孩子独立思考的空间与机会。

---

① 妈宝男:指在本该独立的年纪,却没有自主能力的,仍与母亲有过度的依恋与情感联结的儿子。
② 俄狄浦斯情结:又称为恋母情结,由精神分析学派心理学家弗洛伊德提出,指儿童在性心理发展过程中,特别是在性器期(3~5岁),对异性家长(通常是母亲)的强烈依恋和对同性家长(通常是父亲)的嫉妒或敌意的情感复合。

心灵解码艺术

让年轻人懂得作为职场人有意识地进行印象自我管理,遵守道德规范和工作伦理,是其自身发展的必备条件,真诚、热情的人格品质是融入职场的两个重要因素。

在职场中,印象管理①非常重要,能影响他人的判断,增加实现社交目标的机会。个体通过努力控制自己给他人传递出的信息,仔细地选择自己的动作、言语、穿着和行为等,可刻画出令人喜欢的公共印象。

印象管理不是欺骗和虚伪,它使人们的社会交往变得更得体、更有奖赏意义。文中小丁有礼貌、热心、真诚的行为特点给人留下好印象,他自己也从人际交往中获得"奖赏"②,带来愉悦感和成就感。

自我推销是职场最常用的印象管理策略,主动公开地展现自我,并通过自我监控能力,灵活地调整自己的行为,以适应各种情境下的不同规范。擅长此道的人对社会线索敏感,有明确的行动方向,善于找到共同点,投其所好、乐于助人,能与不同性格色彩的人轻松自在地交往。

印象管理风格没有好坏标准之分,不同的风格有利于融入不同的交际圈子。赢得赞许和认可的动机是保持印象管理的关键驱动力,对人际关系和职业发展有促进作用。

---

① 印象管理:是指人们试图管理和影响他人对自己所形成的印象的过程。
② 奖赏:是指与他人接触时所获得的令人高兴的经验、感受或物品。

十二
降级的"淬火"

小王毕业于机械学院，已经是某大型钢厂生产车间的团支部书记，也是厂里后备干部的被考核人员。不过，他自己还不知道。这还要从几天前的高层会议说起。

"李书记，下午开会关于确定后备干部考核的方式，放在第几个议程？"宋秘书问。

"最后！最重要的放最后吧！"李书记严肃地回着。

一个下午的会议在大家热烈的讨论声中结束了，最后由李书记进行了会议总结，并说道："各位，我厂的后备干部人选已经确定了，考核还是用'淬火模式'吧……"

根据厂党委的要求，后备干部的考核工作对外一切不声张……于是，小王不知不觉被"淬"上了。

一天，在生产车间，大家正热火朝天地工作着。

"哎！听说上个月从我们车间出去的钢材质量有问题，厂长好像很不高兴！"车间里有人在议论。

听到这个消息，小王马上心事重重："自己是车间的团支部书记，如果我们车间的生产质量真有问题的话，肯定是哪个环节出了差错，不仅会给厂里造成损失，车间的荣誉也会受到影响……我也有责任啊！"

果然，一周以后，厂部、质检科的人都下来了。后来，生产车间的

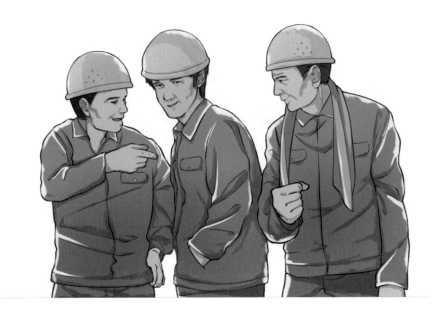

青年文明岗流动红旗也被挂到别的车间去了。更让小王郁闷的是，青年节过后，小王团支部书记的职务也变成副的了……

自从小王不做团支部书记以后，身边的冷言冷语也开始多了起来："他现在团支部书记做不成了吧，再让他潇洒……""平时上班像多大个领导似的，管这管那，跟真的一样，现在再看看他，嚣张不起来了吧！"……

小王虽然心里有些难过，但表面上倒也平静，该上什么班，就上什么班。但小王不知道的是，人事科、厂办和车间的党支部等部门领导都在默默地注视着他。

一眨眼，来到了国庆节。不巧的是很多人要请假回家，所以小王要连着三天上夜班。

国庆节的烟火甚是迷人，家家户户都在欢庆，可在企业的内部，照样是另外一番风景，处处是赶进度的氛围。

"这里是几车间？是谁在值夜班？"凌晨，上级总值班开始下来查岗了。

"这里是生产车间，夜班负责的是车间副主任和团支部副书记……"旁人介绍着。

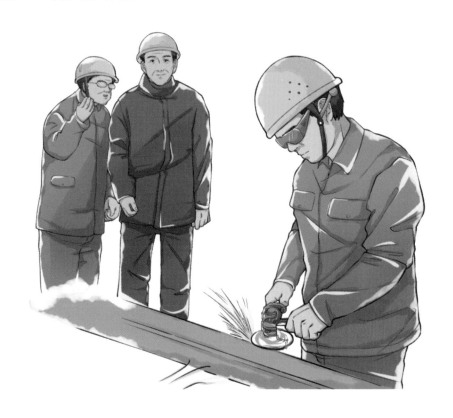

连续三天都是夜班，小王很累了，一回家倒头就睡。休息两天后，他又去上早班了。

清晨六点半，小王准时上岗了。

上午十点钟，厂区的喇叭突然开始叫了："喜讯！喜讯！我厂的生产车间在国庆期间凌晨经受总值班的严格检查，被评为优秀！同时领导点名表扬该车间的团支部副书记……"

几天后，早班快结束时，小王正准备回家休息，没想到，李书记在车间主任的陪同下找到了小王："……金属工件加热到一定温度后，再进行冷却处理,性能会更好、更稳定,没有淬过火的人,我们是不会用的！小王,经组织研究,决定将你调到团委办公室,明天早上你准时到团委办报到……"

李书记的话,让小王理解到了"淬火"的真正内涵,也成为小王工作后深刻的人生一课。

心灵解码艺术

认同和肯定当事人的做法，帮助其疏解内心压抑的情绪，解释"旁观者效应"①等心理学现象，以及群体中脚踏实地、勇于担当、经得住考验的人更能委以重任的道理。

在职场中遭遇降职、解雇等逆境时，最大的障碍往往来自心理层面，职场地位丧失、饱受诋毁等变化会造成巨大的心理打击，制约着整体复原，因此心理管理能力是干部的必备素养，当"真我"②与"自我"进行争斗时，能够抑制"自我"，让"真我"呈现，使自己具有正确的思想和行为。

文中小王在考验来临时没有一蹶不振、责备抱怨、不公归因③，首先考虑的是集体利益得失。他不畏环境变化，克己自制，以责任为驱动力，专注于工作中，努力磨炼自己的人格，最终克服了社会障碍、组织障碍和心理障碍这三种无形障碍，经受住了"淬火"考验，获得了认可。

---

① 旁观者效应：是社会心理学中一个非常重要的概念，指当有多个旁观者在场时，个体提供帮助的可能性反而会降低。

② 真我：在心理学和精神分析的语境中是指个体内在的本质、真实的自我或本原状态，内心平静，自我超越和精神升华。

③ 不公归因：是指人们在解释和评价他人行为时，倾向于以一种不公平、不公正或带有偏见的方式将行为归因于某种原因。

十三
就怕 99 − 1 = 0

　　小邱一家一直住在幸福小区，他已经工作好几年了，还当上小干部了。表弟小林生活在江阴，少不了有事就麻烦上海的表哥。

　　"表哥，最近你忙吗，能来次江阴吗？"小林在电话里焦急地问。

　　"啥事啊？最近挺忙的！急吗？"小邱有点摸不着头脑。

　　"是这样！今年六月我要参加高考了，我爸妈文化又不高，所以我想请你过来一次，帮我一起把志愿表填一下！"表弟解释着。

　　"喔！这事啊！这事要紧的，我马上过来！"表哥是个热心肠。

　　接下来，见多识广的小邱就独自开车去了江阴，指导小林把志愿表填了。到了八月底，表弟也顺利地考进了南京的一所大学。

　　过了两年，一天中午，小邱又接到了表弟的电话。

　　"表哥，听说你自己注册了一家公司？行啊，以后要叫你老总啦！"小林一个劲地捧着小邱。

　　"那你还叫我表哥？"小邱开玩笑地说。

　　"无事不登三宝殿，我又要麻烦表哥你啦！"小林在电话里讪讪地笑着。

　　"啥事？"表弟这种有事有人、无事无人的风格，其实表哥早有体会，但考虑到自己母亲的面子，还是比较客气。

　　"表哥，有件事你可要帮帮我啊！现在大二了，我谈了个女朋友，是我同学。她想趁暑假来上海玩几天，我想表哥你能不能开车陪我俩几天？"

"让我考虑一下，下午给你回音。"这次小邱没有马上同意。

"你就帮帮他吧，找个女朋友也不容易，再说是我娘家的人，你就给我个面子吧！"小邱母亲知道这情况后，是这么说的。

"这样，到时你提前提醒我吧！"小邱虽然公务繁忙，但是个孝子，对妈妈的话还是非常听的。

这个暑假，小林过得太有面子啦！他和女朋友在上海好好逛了三天。只是表哥小邱非常不悦，表弟走时连招呼也没有打一个，仿佛他就是在办分内之事。

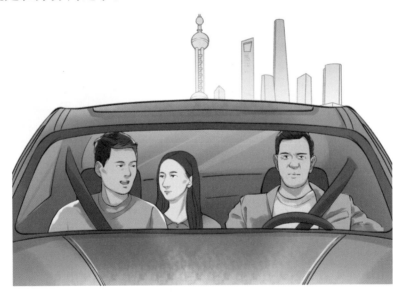

就这样，又过了两年。

一天晚上，表弟的电话又来了。

"表哥，在忙吗？是我呀！"

"真是太阳从西边出来了，能接到你的电话！"一听这声音，表哥更是火冒三丈,因为他的公司正好接到税务局的补税通知。

一听表哥这种声音,小林难得说话小心翼翼,把"表"字都拿掉了:"哥,我马上毕业了,上个月我参加了公务员考试,结果没有成功,家里很急。所以我想麻烦哥你帮我在上海找家单位上班,最好是国有的……"

一听是这事,还最好是国有的,小邱在心中冷笑了一声:"表弟,我可不行啊,现在各公司都是向外踢人,不是进人啊!"

一听这答复,小林居然马上就把电话挂了。

过了几天,小邱的母亲为这事找了小邱:"听说你的表弟找你帮他在上海找家单位,你怎么冷冰冰拒绝了? 舅舅非常不高兴啊! 可能要与我们家断交!"

"算了,算了,我的能力有限,他们家的风格你不知道吗? 我就怕'99-1=0'!"小邱说着说着,烦恼地把趴在桌上睡觉的猫赶跑了。

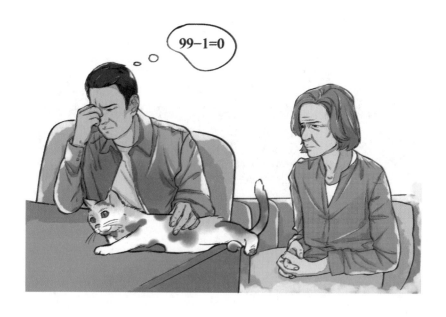

看到儿子的这种反应,母亲也不得不换了一个话题……

心灵解码艺术

耐心地倾听和共情当事人的经历，帮助当事人处理自责等情绪，使其了解在群体性思维的压力下，人们会出现继续妥协的惯性。学会通过循序渐进的方式让对方感知到被拒绝，使对方降低反抗和防御，才能在潜移默化之中达成目的。

99－1＝0，指的是前面做了 99 件"好事"，然后就做了一件"坏事"，那么前面的坚持和付出都白费。在这个故事里，"好事"是承诺，"坏事"是拒绝。

根据"承诺一致性原理"①，人们都有保持印象一致性的心理，当个体接受了他人一个小请求之后，又被提出更高请求时，就会很容易顺理成章地接受，并采取各种措施来遵守这个社会心理规范，否则就会产生"负债感"，形成强烈的偿还心理。

在人际交往中，人们总是寻求平衡和对等原则，当个体无条件地对他人付出过多时，可能就会打破这种心理平衡。受助者在"社会比较"②中，因发现自身能力、成就等方面不足及无力回报的心理状态而产生自卑感和心理压力，或把给予的帮助看作是优越感的展示，威胁到他的自尊心和安全感，自我认同受损，怀疑或否定自己，滋生嫉妒心理。此时，受助者会通过贬低和攻击施助者来恢复自我价值感，愧

---

① 承诺一致性原理：当个体决定或承诺了一件事情之后，他之后的行为就会不自觉地按照原先的承诺来进行。

② 社会比较：是一个社会心理学概念，指的是个体就自己的信念、态度、意见、能力、成就和其他特征等方面，与他人的相应特征进行比较的过程。

疚感转化成负面情绪,选择回避或回应不足,逐渐疏远或怀有敌意。

　　过度的好意也容易让受助者产生过度依赖,一旦这种依赖无法持续满足,就可能出现反弹,引发怨恨或恶意。因此,在人际关系中要注意保持边界感,助人时把握好原则和底线,不轻易妥协,维持好关系的平衡和对等。

十四
跟"妈宝男"谈恋爱

"重要消息!上半年公司的业务已经突破瓶颈!所以经过管理层会议的决定,准备给予营销部一次国内旅游奖励,费用由公司承担!旅游地点:西安、华山!"

"吖!"营销部一片欢呼声。

"宝宝,你跟你妈妈汇报过吗?"有同事又开始调戏起小陈来了。

"宝宝"是小陈的绰号,因为两年前公司业务部要招聘一批营销业务员,当时只有小陈是由妈妈陪来面试的,从此以后他就有了这雅号。殊不知,在家里,妈妈确实经常称呼小陈为"宝宝",尽管他已经是一米八的大高个儿。这在幸福小区,是尽人皆知的"幸福"笑料。

"他们搞什么?电话早就通过了,我妈说西安是好地方,没去过应该去玩玩!""宝宝"边做着鬼脸边向同为营销部职员的女朋友小朱说着。

半个月后,公司的旅游活动开始了。

这天中午,营销部全体员工在浦东机场集合,大家的情绪都非常高昂,小朱也依偎着小陈。没想到,小陈的妈妈来电话了,小陈马上松开了小朱。

"你为什么只说西安,不说还有华山?关照你!华山不要去,山脚下坐坐,喝杯茶,不要上去,危险!"妈妈在电话里大声叮嘱。

"知道了,妈妈放心!听你的!"小陈坐得笔直。

小朱在边上听到了，皱了皱眉头。

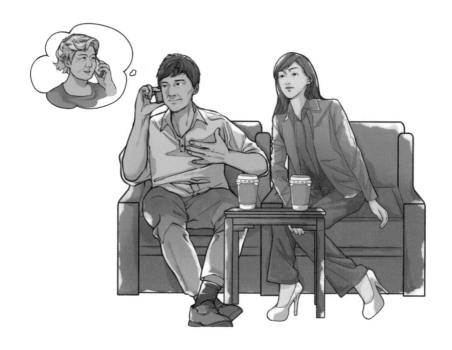

上了飞机后，小朱、小陈坐在一排，小朱在闭目养神。

没想到，飞机进入平稳状态后，空姐和小陈却发生了不悦的口角。

"小姐，怎么回事！你倒咖啡晃到我袖子上去了，我要投诉的！"小陈火气挺大。

"对不起！对不起！先生！刚才飞机遇到气流，不好意思！"空姐连忙赔礼并解释着。

"不好意思！不好意思！值几个钱？"小陈的腔势似乎不依不饶。

"算了！算了！"听女朋友这么劝，小陈也就罢了。

两个小时后，到西安了，大家又上了旅游车，直奔兵马俑景区。从机场到景区估计要一个小时，小朱、小陈因为是男女朋友，所以导游安排他们又坐在了一起。

大家不是在休息，就是在看陕西旅游图，没想到清晰地听到小陈与他妈妈在手机里的对话："妈！这套西装我非常喜欢的，袖口不清爽了！妈？回去你帮我洗喔……"小朱无奈地望向窗外。

开始几天倒是太平，大家一起玩了个够。大雁塔、大唐芙蓉园、陕西历史博物馆、钟楼、鼓楼、明城墙、回民街、永兴坊，都去了。

这天晚餐时，导游说："各位游客，明天是第四天，我们去爬华山，第五天从西安登机回上海。明天爬华山体力消耗量很大，大家早点休息！"

"可以不去吗？"小陈喊道。

导游一看是个小伙子，有点意外："随你，可以！"

小朱倒不意外，她早就找好了新的旅伴。

第二天，天刚亮，大家就出发了，没人问起"宝宝"。大家都在听导游介绍：华山有东、南、西、北、中五个山峰，其中西峰最险，东峰最高，北峰则最矮……

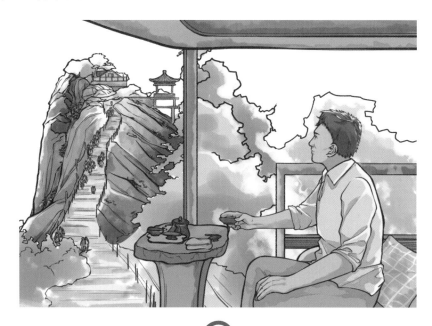

一天下来,小朱体会到华山不愧是天下第一险山！她认为,陕西之游让她最难以忘怀的就是华山。

最后一天下午,公司营销部的全体人员平安地飞回了浦东机场。在出口处,小陈急急地叫着小朱:"别急,我妈会开车来接我的,一起走吧!"

"不麻烦啦！这里有磁悬浮列车、有地铁,客气了!"小朱干脆地回答,一眨眼就消失在如织的人流之中……

心灵解码艺术

引导当事人正确地认识和觉察"妈宝男"问题背后的真相及其对儿子婚姻的影响，进而正视和面对这个问题，改变母亲与儿子的相处方式，走出这种纠缠的关系。

"妈宝男"①是父母与孩子之间共谋的结果，是溺爱型教养方式和专制型教养方式的产物。

随着孩子的成长，母亲无法忍受分离焦虑，于是潜意识动用"溺爱"的防御方式与孩子依赖共生，使孩子失去自主性和爱他人的能力。专制型父母通过"控制"这种自我防御把孩子当成是维持他们存在感和价值感的资源和工具，牢牢地控制在限定范围内。专制型父亲通常导致男孩难以完成对父亲的性别认同，发生"俄狄浦斯情结"②，过度依恋母亲。

孩子的心理成长需要恰当的养育环境，爱孩子最好的方式是让孩子成为他自己。父母要适时放手，不要用孩子补偿自己人生中的情感缺失，不过多干预孩子的人生，给孩子独立思考的空间与机会。

---

① 妈宝男：指在本该独立的年纪，却没有自主能力的，仍与母亲有过度的依恋与情感联结的儿子。
② 俄狄浦斯情结：又称为恋母情结，由精神分析学派心理学家弗洛伊德提出，指儿童在性心理发展过程中，特别是在性器期（3～5岁），对异性家长（通常是母亲）的强烈依恋和对同性家长（通常是父亲）的嫉妒或敌意的情感复合。

十五
社交中的"250定律"

小莉是幸福小区出名的美人儿，不过不知道是不是性格的关系，追求她的男生不少，却没有一个能处得长的。

"小莉，下个礼拜汪经理要结婚了，宴席你去吗？"小莉的闺蜜问。

"不去，不去！烦死了，心情不好！"小莉翘着小嘴说。

"气还没有生好啊？"小莉的闺蜜随口说。

"是呀！当时我的确是看中那条裤子的，实在是那个'四眼'不耐心，我一赌气就走了！"小莉再一次讲着她的故事。

"……好啦！好啦！你也不要生气了！我听下来，你也不好伺候，人家营业员帮你找了十多条裤子，也挺辛苦的。人家戴副眼镜，你就损人家叫'四眼'啊？"小莉的闺蜜不耐烦地说。

"去！去！去！好了！我去就是了！"小莉看到闺蜜有点不高兴了，总算同意去了。

汪经理负责某网络公司的硬件维护部，听说新娘是个读书人，在一家大型服饰公司的培训部做培训师。前段时间营业员生病，她正好也要做市场调研，所以就去顶班了。同事都说她善良大度，小汪有福气。

汪经理大喜的日子，宴席订在晚上六点。

好热闹啊！汪经理因为人缘极好，所以那天网络公司的同事们

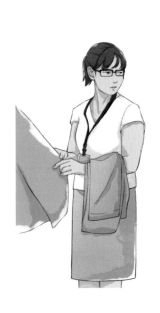
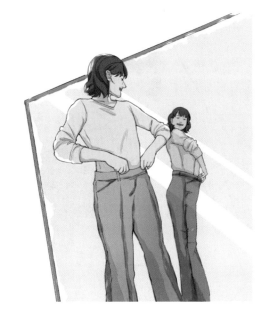

都来了，都在宾馆大堂等着新郎新娘。

"不灵，不灵！上次去的那家服饰商店不灵的！服务员的服务态度也不好的……"这个小莉简直就是祥林嫂，趁着新娘还没到，她又开始发泄了。

"是吗？知道了！那以后不去了！"不少小莉的女同事们纷纷这样表态着。

"来了，来了！新娘子来了！你们看，汪经理灵的！有腔调！"

大家纷纷上前祝贺新婚，小莉也凑了上去。

突然小莉一下子停住了脚步："这世界难道真就这么小？新娘子就是那天的'四眼'营业员啊？"小莉有点傻了。

大概是因为那天对小莉印象极深，所以在敬酒时新娘子也是一眼就认出了这位挑剔的女顾客。不过新娘子倒是老练，只是笑着斜眼看了她一眼。

两个小时后，汪经理的结婚喜宴顺利结束了。

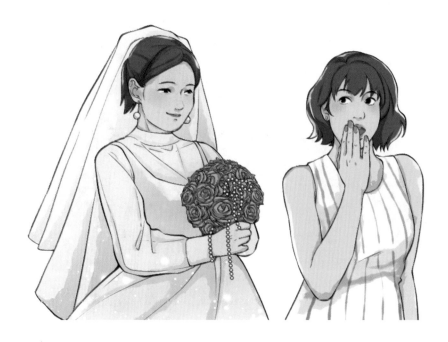

"小莉,今天太阳从西边出来了,难得看到你在饭桌上一语不发?"闺蜜诧异地问着。

小莉也不理她,快速拦了一辆出租车,离开了饭店。

"每一位顾客身后,大概有 250 名亲朋好友。如果你赢得了一位顾客的好感,就意味着赢得了 250 个人的好感;反之,如果你得罪了一名顾客,也就意味着得罪了 250 名顾客,这就是心理学上的'250 定律'!我们是服务业,我们必须认真耐心地对待身边的每一个顾客!接下来,我给大家讲一个真实的案例……"婚假结束后,那位"四眼"营业员开始了她婚后的培训第一课。

心灵解码艺术

在轻松的氛围中关切地倾听和疏解当事人的负性情绪，适时引导其做好自身心理建设，了解人际交往的理论和本质，以接纳的心态与各种类型的人打交道。

"250定律"是一种人际关系理论，实际上反映了人类认知能力的限制和社交需求之间的平衡。根据"社会认知理论"①，人的大脑在处理和记忆社交信息时有一定的容量限制，个体无法与每个人都保持深厚的联系，有些关系虽然看似浅薄，但仍然在社交圈中占据了一定的位置，在某种契机或某些特定场合下，这些关系可能会变得非常重要。

"250定律"也是一种营销理念，核心思想是每一位顾客身后都有强大的人际圈，揭示了人际关系的连锁反应和口碑的力量，提示在人际交往和商业活动中，应该注重维护好每一位关系人。他们满意与否可能会通过他们的人际关系网络迅速传播开来，影响到更广泛的人群。

然而，需要注意的是"250"这个数字是一个用于强调和比喻的概数，每个人背后的人际圈大小、紧密度和影响力都是不同的，这取决于个人性格、社交能力、职业背景等多种因素，在建立和维护人际关系时，都应该注重真诚、专业和长期性的投入，以赢得更多人的信任和支持。

---

① 社会认知理论：是指人们通过观察和解释他人的行为来理解和预测社会世界，并据此调节自己的行为。

十六
娶了一个"冰美人"

小李（男）和小赵（女）经人介绍，谈了一年恋爱就结婚了，郎才女貌，又都是大学毕业，所以邻里一片羡慕之声。

婚后，家里刚开始过日子还是阳光灿烂的，可是，慢慢地，小李的心中有了难言的阴霾。

"小赵，今天晚上没啥事，我们去看一场电影吧？据说有几部刚进口的大片。"小李笑嘻嘻地提议。

"不去！不去！在电影城里两张电影票至少要一百五十元，浪费！已经结婚了，还弄得像谈恋爱一样，有病啊！"小赵冷淡地回着。

小李的事业心是很强的，平时回家后也钻研业务，工作两年后就被聘为助理工程师。这天收到单位书面通知后，他便急着下班回家了："小赵，我被评上助理工程师了，晚上开瓶葡萄酒，高兴一下！"

"酒有什么好喝？算了！"小赵又是冷淡地回绝。

小李只能摇摇头，晚饭后一个人默默地去看专业书了。

夜深了，小赵有点失眠，对小李抱怨道："你被聘为助工，与我有什么关系？接下来你更有借口可以不做家务了！"

又过了两年。

"小赵，今天晚上有事吗？我拿下中级职称了，成为工程师了！我是单位最年轻的工程师！晚上带上孩子，一起在外面吃一顿，怎么

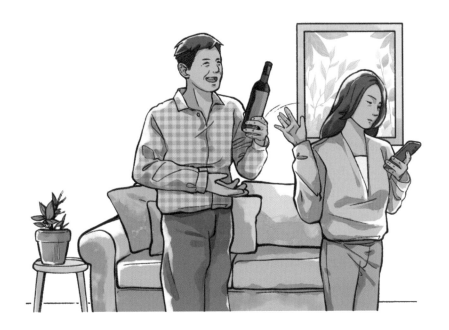

样? 祝贺一下!"

"不要! 上班累死了,没兴趣!"小赵在手机的那边又是淡淡地回着。

小李心中非常不悦,丈夫的喜悲之情,她都无所谓的? 幸亏当时同事们纷纷祝贺,所以他和同事们去共进晚餐了。

就这样又过了一年,小李又有好事了。

"小赵,我考上在职研究生了!"小李激动地对小赵说。

"喔! 知道了!"又是冰水一盆的一句。

一个月后的一个阴天,"小赵,我们离了吧! 孩子我来带!"小李平静地说出了这句话。

"为什么? 不同意!"小赵激动地叫。

这天,小李找到了以前的介绍人,居委会的沈主任。

"阿姨,我要与小赵离婚!"见面后,小李第一句就是这话。

"为什么?"沈主任吃惊地问。

"我是男人,我的事业要被家人认可!但是我的老婆对我的事业不闻不问,就算告诉她,她也没有反应。我们是夫妻,应该是同悲同喜的,可她呢?这种老婆要她干吗?我觉得她的心态是有问题的!"小李一口气把这些年的情况和盘托出了。

"不会吧!我去核实一下!"沈主任半信半疑地说。

几个星期以后,沈主任来找小李了。

"小李,我和小赵谈了,也找了她以前的几个闺蜜。没想到,她是那么犟!她的闺蜜们也都说她的确非常内向,待人接物上更是处处防范吃亏,曾经有'冰美人'的雅号!唉,我改变不了她,你自己看着办吧!"

沈主任要走了,小李把她送到楼下。看着快要到楼栋门口,沈主任遗憾地说:"这个大学生怎么连'送人玫瑰,手有余香'这理儿都不懂?唉!以前怎么没注意呢?这夫妻感情怎么能相处得好呢……要是能有人早点教教她就好了……"

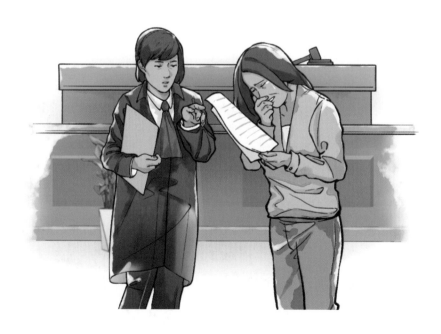

　　既然不愿上民政局，小李就去了法院，两次离婚诉讼还是在法院展开了，最后以离婚判决书的形式结束了这段婚姻。

　　那天小赵正式拿到判决书后，伤心地哭了："法官为什么把我的孩子判给小李？我是孩子她妈呀！"

　　"你自己看看判文，法庭间接地认为你的心态是有问题的，判给的一方必须有利于孩子的身心健康！"小赵的律师是这样解释的。

心灵解码艺术

耐心倾听并真诚地与当事人一起分析陷入婚姻危机的根本缘由，并引导其了解幸福婚姻需要表现出兴趣、深情，表明关心、欣赏，显示出关注、接受，以及有建设性地争吵。

婚姻中的矛盾冲突源于嫉妒①，嫉妒的产生情境涉及引起爱的条件反射的人。有些人被父母过度溺爱，从小就有一种强烈的"优越感"，过分骄纵、任性、自私利己，常沉浸在"投射性认同"②中，看不到对方的真实存在。

夫妻关系也是一种隐秘的权力斗争。公平理论认为，当夫妻双方知觉到得到的结果与贡献的成本的比值不相似，一方就会感到过度受损或对"有价值的资源"失去控制力，双方都会感觉到不安和恐惧，导致关系失衡。"弱势"一方会通过莫名其妙的方式进行"被动攻击"③，如以冷漠对待伴侣身上发生的好事来表达愤怒和还击，令"强势"一方火冒三丈，这也是"弱势"一方潜意识深处的渴望。

在婚姻关系中，"改变"是一种必然现象，"危机"是加深彼此认识的最好时机，双方应持续注入自己的爱和能量，用爱来战胜自己内心的恐惧和消除自我防御机制，不断地建立新的纽带，拥有新的体验。

---

① 嫉妒:指的是生物个体对相应利益既得者的一种排斥、敌视的心态。
② 投射性认同:个体将自己的内在需求、想法、情感或动机投射到他人身上，并认同这些投射的内容，从而满足自己的内在需求或实现某种心理目标。这种心理过程通常是无意识的，并涉及对他人行为和情感的操纵。
③ 被动攻击:指人们通过犯一些莫名其妙错误的方式最终达到令人愤怒的效果，也被比喻为"隐形攻击"。

十七
生活中的马斯洛理论

"'小猴子'回来啦?"王阿姨高兴地喊着。

"是的,明天就回公司!""小猴子"却冷冰冰地回答。

"小猴子"是王阿姨的儿子,因他小时候极瘦,故隔壁邻居都叫他"小猴子"。叫惯了,就连他妈妈也这么叫了。儿子现在是某家国企的工程师,因为尚未婚配,工作又忙,所以平时他住在单位的宿舍里。

第二天中午,王阿姨摆上了一桌好吃的。

"'小猴子',吃这么快干嘛? 慢慢吃,跟妈好好聊聊! 都几个月没回家了?"王阿姨的眼神寸步不离儿子,非常不理解,更有些不高兴。

"没啥事,吃好饭,我就走了!"王阿姨的儿子似乎什么都不想说。

过了一段时间,一天,买菜回来的王阿姨意外地看到儿子在家里,客厅里还有几位陌生的年轻人。

"噢哟,你怎么突然回来啦?"王阿姨非常惊喜。

"我和几个同事这几天是外勤,正好经过我家,我请他们到家里喝口茶水!"王阿姨儿子的心情也非常之好。

"好的! 好的! '小猴子',留他们下来,吃顿晚饭!"王阿姨开心地说。

没想到,王阿姨的话刚说完,儿子的脸色突然变了:"不吃! 不吃! 喝口茶水我们就走!"

那天晚上,王阿姨失眠了,流泪了:儿子是翅膀硬了?看不起妈了?尤其是自从他评上工程师,他更变了!

那天以后,邻居都发现王阿姨总是有点黯然神伤的感觉。

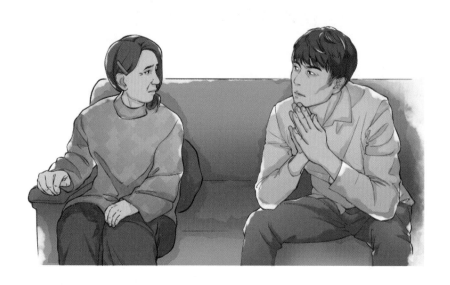

一天,王阿姨的一位多年的老姐妹从外地来看她。

"几年没见,你好吗?听说你儿子很争气,为你高兴!"老姐妹坐下来就这么夸着。

"不谈了!我将来肯定会被'小猴子'活活气死的!一天到晚忙工作,心里根本没这个家。"王阿姨说着说着,又掉眼泪了。

"什么?什么?到今天你还叫他'小猴子'?"王阿姨的老姐妹惊诧地问。

"是啊!我是他妈呀!有什么问题?"

"听到你这几句话,我就感觉你有问题了!你的话可以说对,也可以说不对!你儿子已经是工程师了,你怎么还叫他的绰号啊?"王阿姨的那位老姐妹边说边摇着头。

"那你说说看,我哪里不对?"王阿姨不服地问。

"唉! 你忽略了儿子的内心需要,你们这个家没有让他感受到归属感。你跟老伴一天到晚吵吵,他感受不到爱,肯定不想多待,甚至不想回来。而且,你想想你儿子已经是工程师了,你还在叫他什么'小猴子',他的尊严何在? 他缺少归属、爱和自尊,只能把所有的精力都放在了事业上……"那晚,王阿姨与老姐妹谈到很晚。

又过了一段时间,国庆节到了。

"儿子,国庆节你回来么?"电话里父子在聊着。

"回来! 回来! 陪老爸喝几杯!"爸爸好像在下命令。

国庆节前夕,王阿姨的儿子一到家,正好听到妈妈的一番话:"老头子,今天我们家的工程师回来,你们准备喝什么呀?"

"喝什么? 喝杜康!"一听是儿子的声音,"扑哧",王阿姨第一个笑了。

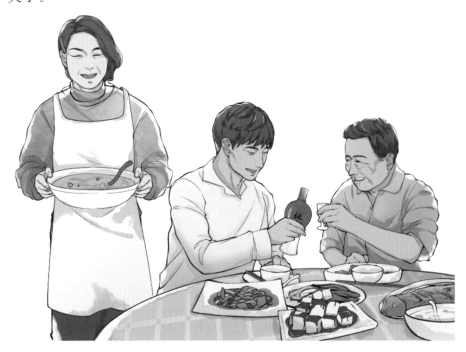

心灵解码艺术

真诚、温暖地倾听并帮助当事人疏解情绪，理解他的心理需求，通过"具体化技术"①，透过事件表象逐步澄清真正问题所在。

马斯洛的需求层次理论包括生理需要、安全需要、归属和爱的需要、尊重需要、自我实现需要五个层级，这五个层级之间并不是简单的、独立的顺序关系，实际上大多数人所有的基本需要都得到了部分满足，也有部分不满足，各层级需求百分比会随着等级上升而下降，任何需要满足后就会被搁置，新的更高级的需要会出现。

王阿姨在儿子工作以后，以及在儿子同事面前仍然称呼他的绰号，使儿子的自尊需要受挫，引发了羞愧、愤怒等负面情绪和感受，表现出冷淡及回避的行为，于是在名誉、地位、尊严等多种"动机"②的驱动下，通过对更高级需要的追求来填补这种空虚感。

许多研究理论表明，自尊更多是建立在别人的尊重上。个体的行为只由未被满足的需要所支配，要使个体从未被满足的需要的束缚中解脱出来，最简单的方式就是满足他的这些需求。任何基本需要的满足，都倾向于使人更加完善和健康，朝着自我实现的方向发展。

---

① 具体化技术：是指协助当事人清楚、准确地表达他们所用的概念、所体验到的情感以及所经历的事情，使谈话话题指向具体的事实和细节，使双方讨论的问题更加清晰、准确。
② 动机：是指引起和维持个体活动，并使活动朝向某一目标的内部动力。动机是由需要产生的。

十八
玻璃杯恐惧症

小雨和小周结婚了！婚宴上，他们是多么的幸福！

"新郎、新娘再来一杯葡萄酒！"嘉宾都在为一对新人祝贺。

"奇怪！小周怎么一离开主桌，就暗示伴郎马上把他的玻璃酒杯换成陶瓷酒杯？"大庭广众之下，新娘小雨考虑到宴会的气氛，当时也没有任何反对……

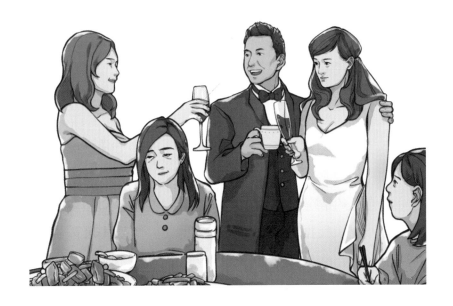

小雨是师范大学毕业的高校教师，小周是外国语大学毕业的翻译，他们是在工作中相识的，外界一致认为他们非常般配，他们自己也非常喜欢对方。

婚后，小雨和小周又投入紧张的工作中去了。偶尔，小雨问起婚礼上为什么要换酒杯的事，小周总支吾着搪塞过去。小雨是一个极其细心的人，心里总觉得有个疑问。

"小雨，今天晚上同事们说好一起去唱卡拉OK。"一天下班时，小周向小雨请示。

"可以带家属吗?"小雨撒娇地问。

"我问一下!"小周回着。

过了一会儿，小周又兴奋地打了电话过去："大家说：热烈欢迎!"

这个晚上，大家都唱得非常尽兴，尤其是小周，他的歌声让人如此陶醉。小雨太惊讶了! 小周这特长，婚前不知道啊! 但让小雨更加疑惑的是：小周在唱歌的包房里，为什么不喝啤酒，为什么只喝矿泉水? 他在家里也几乎不喝啤酒的，又不是不会喝酒。奇怪! 莫非是有什么难言之隐?

小雨想了好几天不得要领，这天正好遇到居委会沈主任。沈主任对这个嫁过来的新娘子非常亲切，小雨不由地透露了自己的烦恼。沈主任觉得小周可能有什么心理问题，向她推荐了某医院精神科的陶医生，让她去聊聊。

"小雨，你说的情况我知道了，你不要乱想! 他不是什么精神病! 他更不会有外遇。根据我的执业经验，我觉得你爱人可能在小的时候有特别的经历。你们新婚不久，彼此还有许多不相知。你回家慢慢了解，慢慢自己去分析吧!"陶医生耐心地说着。

从那天以后，小雨在家更加对丈夫处处留心，时时关爱。小周倒是一切依旧，在家啤酒不喝、红酒不喝，要喝只喝黄酒、白酒，也从来不用玻璃杯。

过了一段时间，清明节来了，小周和小雨一起去给小周的父亲扫了墓（小周的父亲在他们结婚前就病逝了）……

这天晚上，小周可能工作累了，早早地入眠了。没想到凌晨时，小周突然从床上一下子坐了起来，嘴里还梦呓般说着："爸爸，爸爸，我是不小心的，不要打我！"

睡在身边的小雨被小周惊醒了，她披了件外衣，坐了起来："小周你在说什么？怎么了！"

"喔！做了个噩梦，忘了！"小周借口不想多言。

"说吧！好好回忆一下吧！你，这也不想说，那也不想说，你我还做什么夫妻？"小雨真心地说着。

"唉！你要听就听吧！小时候，我爸爸被评为先进工作者，单位奖励了他一套高级的玻璃杯。我爸爸非常喜欢，不想后来因为我调皮，被摔坏了。为了这事，爸爸狠狠揍了我一顿！从此以后我看到玻璃杯就紧张！"

"原来是这样啊！快睡吧！"小雨听后关了床灯。

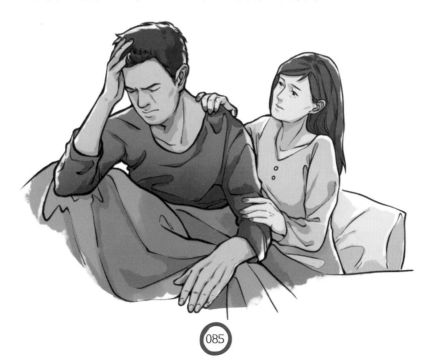

一天早上,小雨跟小周说:"今天下班按时回家,不要加班了,我有事!"

回家后,小周发现家中的饭桌上放着一套漂亮的高级玻璃杯和一本英文书。

看到小周凝视着玻璃杯,小雨说话了:"这里有套欧洲玻璃杯,你如果心里不舒服,马上摔了! 还有,从此以后我准备每天买玻璃杯,反正你摔一个,我买十个!"

听着小雨的言语,再看到那本放在桌上的全英文的书《梦的解析》,小周彻底投降:"我老婆真会买东西啊!"

小雨听后笑了,问道:"今晚喝什么酒?"

"喝红酒!"小周也笑了。

心灵解码艺术

认同和接纳当事人的苦恼，因势利导地帮助他理解行为背后的原因，鼓励其通过改变环境、训练积极的行为方式、转变消极思维来打破这个循环，最终促成行为改变。

主人公小周对玻璃杯产生了"特定恐惧"[①]，"玻璃杯"与他儿时曾被打的恐惧体验之间形成了条件反射，每当他看到玻璃杯就会产生恐惧情绪，在各种场合都不由自主地试图回避接触，导致恐惧感越来越强烈。"特定恐惧"是心理适应性产物，一旦这个"隐抑"刺激进入意识层面，就会产生身临其境的恐惧感。

小周睡前对"担心打碎玻璃杯"的焦虑起到了"导火索"的作用，在睡梦中，由于意识的抑制作用减弱，曾经的创伤经验被重新激活，触发了他这段时间以来储存在头脑中的一系列相似焦虑（情绪感受记忆），各种意象的、事件的、情绪的记忆片段组合成了梦中的情景。随着梦境的改变，产生梦的"漂移作用"[②]，发生梦的中断，小周被突然出现的强烈情绪惊醒。

克服"特定恐惧"最有效的办法就是直接面对它。逃避只会加重恐惧，认清自己的恐惧程度，可循序渐进地用意象或现实"暴露"[③]于自己害怕的情境，有意识地体验焦虑上升的过程，努力忍受不适感，发泄愤怒和悲伤情绪，直到彻底解除恐惧与特定情境之间的联系。

---

① 特定恐惧：对某种事物或情境感到强烈恐惧，从而尽量回避而不去面对。
② 梦的漂移作用：在梦的进程中由一种情绪基调突然演变成另一种情绪的现象。
③ 暴露：从想象至"现实生活"的脱敏过程（直面现实生活中的恐惧场景或事物）。

十九
人人都说我，我就一定有问题

"小朱，听说你准备自己去闯荡啦？下海啦！灵的，灵的！"隔壁邻居听说小朱准备去开公司，纷纷表示看好他。

小朱以前是某国有公司的中层干部，五六年下来对这个行业的情况也非常熟悉，再说他大学读的就是相关专业，所以他决定下海了。

小朱的公司注册非常顺利，半年后开始正常运营了，从此小朱也变成了朱总。

民营企业与国有企业终究有点区别，加上小朱的公司新成立，方方面面都要打拼，所以小朱真是天天都处在起早贪黑的状态。

弹指一挥，两年过去了，小朱的公司总算在市场上平稳地生存下来了，而且公司的财务报表上开始有盈利了。

一天中午，小朱正在办公室小憩时，有人敲公司的大门。

"你找谁?"公司的前台小姐问道。

"我是你们朱总的大学老师，约过的！"这位老先生非常有礼貌地回答。

"朱总，外面有人找！"前台小姐非常客气地把老先生引进了会客室。

"陆老师，您好！吃过午饭我就一直在恭候！"小朱一边与陆老师寒暄着，一边沏着普洱茶。

"小朱，什么事？你别那么客气，就直说吧！"陆老师有点开门见山的性格。他到上海出差，被听到消息的小朱盛情邀来，说一定要让老师看看自己的地盘，听听老师指点。

"是这样的，这家公司主要是我牵头成立的，打拼到今天也不容易，目前各方面都理顺了，也开始盈利了。但有件事我却一直非常纠结，所以想请教一下您这位资深的心理学教授。"小朱认真地说。

"小朱，下午的时间是给你的，别急，慢慢说！"陆老师边品着茶边说。

"公司成立到今天真可谓风风雨雨，公司员工里有一部分是以前国有企业出来的，一部分是后招聘的。问题是国有企业出来的那部分员工，他们私下里说我变坏了。以前大家都是互相帮忙的，上班时有些事可以睁一只眼闭一只眼。现在他们说我弄得什么都像真的一样，变得不近人情、忘恩负义……"小朱非常沮丧地说着。

"具体点，说下去！"陆老师非常随意地说。

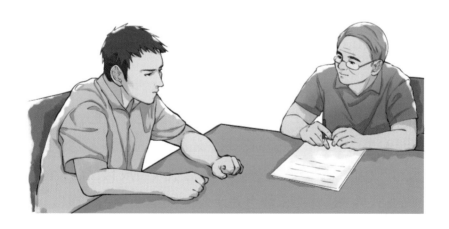

"比如，有的员工经常上班迟到，我说了几句，居然不高兴了；有的员工上班有打不完的电话，我非常反感；还有的人提前半个小时就等着下班了；更有甚者私下里跟我妈说，你儿子变坏了。因为有几个员工是我以前的同事，所以认识我妈。导致我妈经常在家里对我唠叨个不停，说什么一个人在一个集体里，如果大家都说他不好，那他一定有问题！搞得我常常闷闷不乐！有时连我自己都怀疑自己了。"小朱继续说着。

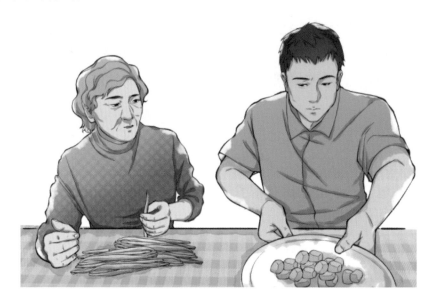

"我还以为啥事！小朱，你已经是法定代表人了，可是你的心理素质还没有合格啊！"陆老师微笑着说。

"以前你和大家都是被管理的对象，现在你已经是一家公司的一把手了。你要管理，员工们要松懈，当然利益是冲突的，不讨厌你才怪呢！这种事情也值得你闷闷不乐？还有，作为管理者，要把握好规则意识、有效沟通、管好人心……不要把别人当成自己的镜子……"陆老师的话，再一次让小朱体会到什么叫"良言一句三冬暖"。

过了三个小时左右，陆老师要走了，小朱陪他走到十字路口，并把他送上出租车。

望着远去的桑塔纳，小朱并没有立刻回到公司，而是在路边慢慢地琢磨着陆老师的赠言：小朱，你是老板了，凡事一定要从社会位置、自身纬度去考虑问题啊！

心灵解码艺术

帮助当事人理解批判性的、有成见的和有偏见的评论是一些错误的和极端的概括，是带有攻击性的、恶意的和非客观的，具有局限性，应保持冷静和忽视的态度。

很多人经常根据"镜像自我"①来获得自我认识，凭借他人的反馈，衡量自己的人格特点、工作能力、受欢迎程度等，并将这些特点融入"自我概念"②当中。实际上，他人评价与自我概念无关，而是自己知觉到的"反射性评价"③。

由于角色不同造成的认知差异，小朱的同事们认为他们的个人利益受到侵犯，就通过诋毁、指责、贬低等心理防御机制，激起小朱的"超我"不断地攻击"本我"，并唤起了他的内在自卑感。一个潜在的念头：认为面对别人的批评和责备还若无其事便是"恬不知耻"，使他处于内疚、自责、焦虑等感受状态，这种情况可能是在以往的生活、教育与他自己性格的互动情境中形成的。

"到底是大多数的提醒，还是大多数的嫉妒？"小朱需要以一种新的态度来面对那些让他感到自卑和心灰意冷的情境，在改变的初始阶段往往会唤起一系列不舒服的，甚至是痛苦的感觉，并伴随着诸多"负罪观念"，但当他突破瓶颈，就会逐渐习惯新的状态和感受。

---

① 镜像自我：个体把他人作为镜子，根据他人眼中的自己来认识自我。

② 自我概念：是指个体对自己的描述和理解，包括自己的特点、性格、能力、身份、价值观等方面的认识，同时也包括与他人的比较和自我评价。

③ 反射性评价：人们所知觉到的他人对自己的反应。

别人的评价可能仅是围绕着自身利益或为达到某种目的,带有更多的主观色彩,保持冷静,避免道德和情感被绑架,认清自己,充满自信,当好管理者。

二十
小马的女朋友吹了

快过年了，幸福小区的居民们大扫除的、大采购的，忙得不亦乐乎。好多在异乡打拼的孩子们也回来了，热热闹闹的。居委会沈主任不由想起了三年前的事，也是过年的光景。

"隔壁刘阿姨，这几天好像心情很好啊？打起麻将来，输掉几盘也不变脸色了？"邻居钱老师（退休的语文老师）逗着。

"是的！钱老师！跟你讲讲没事，我们自家人！小马（刘阿姨儿子）谈女朋友了，跟我说小姑娘是助理会计师，年初三来我家吃顿饭！"说着说着，刘阿姨的眼睛弯得像月亮般。

"好，好！我看着小马长大的，读书又好！小姑娘年纪轻轻就是助理会计师了？也灵的，门当户对，为他开心！"钱老师说道。

刘阿姨与沈主任也是老相识了，所以没过几天在小区里碰到时也说了一遍，沈主任也很为她高兴。

眼睛一眨，年初三就到了。

一大早，刘阿姨就去菜场了，到了上午九点半才回家。看，两篮子菜！肉、鸭、鸡、烤麸、素鸡、冬笋……

中午时分，小马兴奋地把女朋友小王带进了家门。刘阿姨是左也看、右也看、上也看、下也看，乐得合不拢嘴！小姑娘倒是落落大方，给人一种知书达理的感觉。

开始,小马家中的气氛非常和谐。"阿姨"被小姑娘叫得也很甜,不想后来这顿饭吃出了烦恼。

"小姑娘,吃啊!这是红烧肉、这是冬笋炒塌菜、这是南京盐水鸭、这是素鸡……不要客气啊!"刘阿姨在不停地让菜。

没想到,一直客气的小姑娘意外地发言了,直接对着小马说(估计还算给刘阿姨面子):"怎么就我们三个人,你爸爸不在吗?"

小姑娘的话音刚落,四方桌上的空气似乎马上就凝固了,刘阿姨更是尴尬。

"是这样的,我爸爸去年中风,半身瘫痪了,最近在医院康复。"小马支支吾吾地急着解释。

"喔!"小王听后仅仅回了一个字。

一个小时后,小姑娘放下筷子,说道:"阿姨,我吃好了,你们慢用!"再过一会儿,看看刘阿姨也吃好了,小姑娘打完招呼后,叫了辆出租车,便急匆匆地走了。

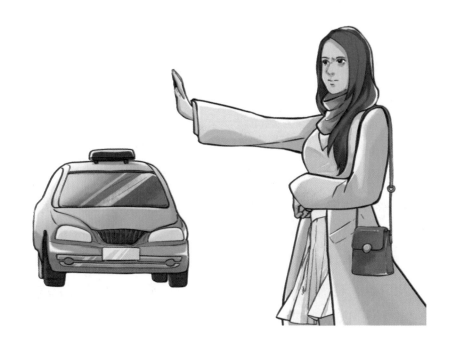

　　小姑娘走后，小马一个人坐在沙发上，垂头丧气地看着电视，刘阿姨一个人麻利地洗碗。

　　过了正月十五，刘阿姨急迫地问小马："小姑娘怎样？你们准备如何发展下去？"

　　小马听后也不想多说什么，一个人出去了。可惜刘阿姨比较憨厚，当时还摸不着头脑。

　　"小马，到底怎么回事，你跟妈讲讲呀？"刘阿姨是个急性子，过了几天又问了。

　　"你真烦啊！小姑娘和我吹了！人家说了，你家里有个残疾人，总不见得让我嫁过来侍候你爸爸吧？"小马不耐烦地回着。

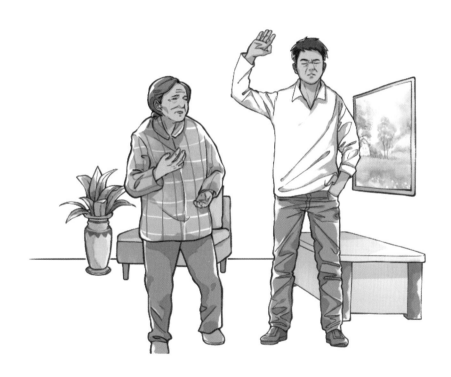

　　这天搓完麻将，输掉的刘阿姨脸上乌云密布，与年前判若两人。钱老师私下就问刘阿姨了："未来的媳妇都上门了，你怎么又不高

兴了?"

"吹了! 老头子还说要和我离婚,让他自生自灭! 不要影响儿子的终身大事!"刘阿姨含泪说着。

钱阿姨一听,呆住了! 在了解了全部情况之后,她也非常伤感地回家了,一路上还一直自言自语:人生惨淡! 人生惨淡……

"刘阿姨,明天上午有空吗? 居委明天有公益活动,你能够参加吗?"一天,沈主任给刘阿姨打来电话。

"没空! 没空!"没想到以前的群众活动积极分子居然拎起电话就这一句话。奇怪!

过了一段时间,正好小区的物业公司要挨家挨户送"小区环境整顿"书面通知,于是沈主任就对负责人说:"刘阿姨的通知单子给我,正好我有事,我带过去。"

拿到通知单子后,沈主任就径直去了刘阿姨家。

"刘阿姨,你好吗? 有事吗? 我觉得你这段时间似乎心情不大好?"沈主任进了刘阿姨家后马上热心地问。

"不谈了,我已经郁闷有一阵子了!"刘阿姨边擦着眼睛边开始诉苦。

"哎,这个小姑娘也太现实了吧!"听了刘阿姨的诉说,沈主任也一下子无语了。

过了一会儿,沈主任开口了:"刘阿姨,你和老伴都不要过于自责了,这事儿也说明那个姑娘不合适,即使结婚了也不会幸福……"

傍晚,沈主任迈着沉重的步子离开了刘阿姨家,心里想:"家家有本难念的经,我们做基层工作的人能力有限啊!"

心灵解码艺术

运用"情感反应技术"①促进患者和家属觉察情感，并融入他们的感情世界，用自己的语言和体会引起他们的共鸣，改变认知偏差，打破"病耻感"②，进行自我重建。

脑溢血等重疾患者被认为是具有"不良社会交换功能"的人，只能提供很少的生理、社会、情感和经济资源，经常受到社会排斥和歧视，导致"病耻感"。"病耻感"是"标记、刻板印象、隔离、情感反应、地位丧失及歧视"五大因素的聚合体，当患者感受到外界负面评价和固化认知时，便会"内化"产生羞耻、内疚、无价值感等相关信念、感觉或行为。患者家属或亲近的人也会感到耻辱，产生"连带病耻感"，家属的耻辱感受和主观悲伤又反过来影响家庭关系和对待患者的态度，进而影响患者的生活质量和愈后。

为了促进患者功能康复和社会融入，应为他们创造积极的社会环境，减少贬低或歧视的态度，消除"公众病耻感"。

---

① 情感反应技术：是指辨认、体验来访者语言与非语言行为中明显或隐含的情感，并且反馈给来访者，协助来访者觉察、接纳自己的感觉。
② 病耻感：病耻感的定义为"极大地玷污某人名誉的特征"。是指患者因患有某种疾病而感到羞耻、自卑，担心被社会歧视或排斥，从而选择隐瞒病情，避免就医或治疗。

第三章

中年危机，走出困境

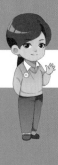

"小巷总理"的困惑

　　幸福小区里的每位中年人都是故事的主角,他们中有的人已经达到了一定的职业高度,但随之而来的可能是公司陷入经营危机。有的人面对职场恶性竞争、事业家庭两难以及下岗的挑战,还有的人在全职家庭主妇的困境中挣扎。同时,各类疾病正在悄悄地威胁着他们的健康,甚至导致重大家庭变故。"小巷总理"如何才能更好地理解和帮助这些中年人,让他们理性地去面对?他们的情感需求如何获得支持与满足,才能够重整心态,勇敢地迎接挑战,走出困境?

　　穿越中年的心灵迷雾

　　中年人作为社会的中坚力量,往往承载着来自家庭责任、职场竞争、健康问题,以及自我认同的困惑与迷茫。这些压力相互交织、相互影响,构成了中年人特有的心理困境。中年人通常处于职业生涯的重要阶段,社会对他们的期望越来越高,他们需要承担更多的责任和义务,需要不断提升自己的能力,以适应职场竞争的变化。心理压力也随着各种挑战和困难而来,使他们时常感到身心俱疲,容易产生焦虑、抑郁等心理问题。

二十一
折腾厂长的"带刺"干部

"气死我啦！别的车间主任都没事，除了那个阿杜！不是挑刺，就是当面将我的军！"刚开完行政例会，丁厂长一回到办公室就骂人了！

阿杜曾经是优秀大学生，所以毕业时就被某国有企业录用了。一开始他工作很认真，口碑不错。问题是自从他被提为车间主任后，就变成了"带刺"干部。成天跟丁厂长对着干：今天他技改的观点可能完全与丁厂长不一致，明天他可能在公开场合说丁厂长的数据计算有问题，后天他……

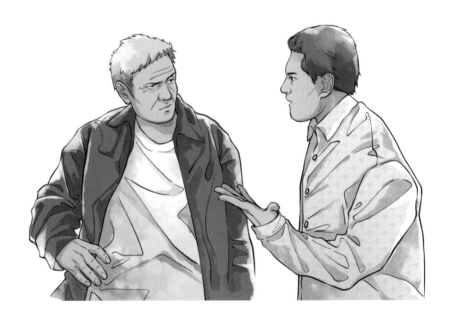

"别气，别气！中午一起去食堂吃饭，讨论一下。"隔壁办公室的工会主席知道后，劝着丁厂长。

"这样，丁厂长，你先不要生气。我来观察一下。找机会我和他聊聊，他和我关系还是不错的。"

过了一个月，春节来了，又要排干部值班名单了。

"丁厂长，你把我和阿杜排在一天。"工会主席提醒着。

那天正好是大年初三，工会主席在值班时果然遇到了阿杜。

"阿杜，晚上有事吗？没事的话，下班后找个地方小酌几杯如何？"工会主席试探性地问。

"没问题！正好没事，心情也不好！"阿杜一口就答应了。

到了晚上，工会主席与阿杜一起走进了一家叫"五粮液"的酒店。

"阿杜，我觉得你今天酒兴不高啊？"工会主席边喝边问。

"老大哥，我的确心情不好！昨天第一次，我儿子居然敢对我还手了！"阿杜越说火气越大。

"阿杜，消消气！你就说说吧。"工会主席关切地说。

"老大哥！说来话长！想到我儿子，就恨我爸！"阿杜喝了一大口闷酒。

"儿子不听话，恨你老爸干啥？"

"老大哥，你不知道！我爸文化水平低，但封建意识却极强！什么都讲等级，他说话时别人不能插话，更不能反对他的观点，否则一个耳光！我父亲有时是很不讲道理的！我小时候就是在这种氛围中长大的，后来发展到我和弟弟一起与父亲对打！"

"以前的隔壁邻居都说我读书好，其实他们啥都不知道！当时，我的想法就是拼命读书，只有这样才能考上大学，才能远离我爸！我弟弟读书没我好，为了远离我爸，高中毕业后他就去当兵了。现在春节了,我好想我弟弟!"阿杜越说越哽咽。

"后来我大了,我觉得什么长辈、领导,十有八九不是靠水平而是靠等级观念来管制孩子或下属的。所以,逆反心理让我在厂里首先折腾厂长,其次在家我绝不放过我家的老头子!"阿杜总算说出了心中的阴影。

"兄弟! 你错了! 大错特错! 你的原生家庭有问题,让你产生了错误的观念。人家丁厂长也是名牌大学毕业的,在业界的水平有口皆碑!"工会主席觉得实在有些无语了。

"阿杜,老大哥我问你,那家里怎么办? 继续像折腾厂长一样和老头子对着干?"工会主席急切地问。

"我也不知道! 现在我唯一担心的就是我的儿子。我担心会隔代遗传,我怕我父亲的性格缺点遗传给我儿子。"阿杜焦虑地说。

"阿杜! 记住:首先你不要成为你父亲,你一定要和儿子做朋友!"工会主席坚定地说。

那晚,天上没有月亮,但阿杜和工会主席谈得很深。

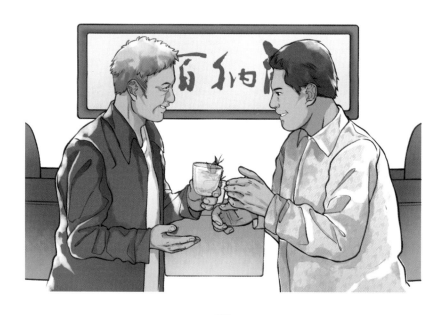

春节后,行政例会又开始了,丁厂长注意到阿杜只记录,不说话了。

半年后,丁厂长要退休了。一天,阿杜急急地敲开了丁厂长办公室的门:"厂长,这是上半年几次行政例会上您的技改思路汇总。还有我利用休息天算出了几个数据,请您帮我核一核!"

"苦命的孩子!"估计阿杜的事,工会主席与他私下也说了,丁厂长认真地叫阿杜坐下,然后沏了一杯龙井茶递给了阿杜……

心灵解码艺术

帮助当事人觉察自己生命中沉积的问题及童年经历中的挫折和创伤,避免父母错误的观念和行为在后代的身上重蹈覆辙,帮助其与原生家庭和解[①]。

生命早期在"原生家庭"[②]中接触到的态度、信念和行为方式,可能会变成一种内在对话,影响着人们如何看待自己和他人。文中阿杜把对父亲的情感和儿时的感受"投射"[③]到丁厂长和自己孩子的身上。通过表达对父亲的愤怒,挑战父亲的权威,重复父亲的教养方式等行为获得内心补偿。

孩子不是父母童年的替身,他们有自己全新的生命和全新的人格,而父母当年经历过的伤害,从孩子那里永远不可能得到真正的补偿。原生家庭对人生影响深远,但它绝对不是唯一因素。积极的心理调整和自我成长,不断打破旧思维和行为模式的束缚,终将摆脱原生家庭的内在枷锁。

---

① 与原生家庭和解:是指通过心理上的自我疗愈和情感上的修复,处理与原生家庭相关的心理创伤和负面记忆,以建立更健康的自我认知和情感表达方式。

② 原生家庭:指个体出生和成长的家庭,是其学习情感、性格、行为和社交方式的最初场所。童年的经历,包括家庭环境、父母的教育方式以及家庭成员之间的关系,都会对个体的心理发展产生重要影响。这些影响不仅体现在个人的性格形成上,还可能影响到成年后的婚姻、职业选择以及人际关系。

③ 投射:是一种心理防御机制,指的是个体不自觉地将自己的态度、愿望、情绪、情感、理念、观点、态度、信仰等心理或精神上的内容,投射到环境事务或他人身上。

二十二
口头禅"我们"的威力

"一点业务都没有,已经一个月了,怎么办?"老总站在窗口,一筹莫展。

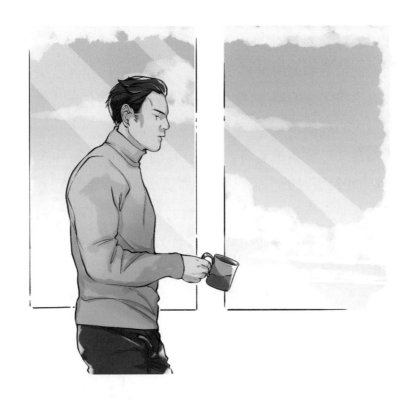

元旦又要到了,经济形势照样不尽如人意!老总虽然急在心里,但在公司例会上仍然坚定地说道:"以前,我们共同渡过一个个难关,打拼出了令人羡慕的业绩。现在,我们的确又遇到了一些挑战,但形

势是多变的,危机中同样存在商机,只要我们齐心协力,就没有克服不了的困难……"

又过了几天,公司业务仍然不见起色。

"小曹,公司现在的业务惨不忍睹啊! 你知道吗?"徐副总私下里问业务部主任。

"有数,有数!"小曹冷淡地回道。

"小黄,省成本都省到员工身上了,你看现在中午免费喝杯咖啡的待遇也没有了,咖啡机也被撤掉了!"徐副总吃午饭时对后勤部主任抱怨道,似乎在为员工鸣不平。

"唉!"小黄只是叹了一口气,也没有多说什么。

"老冯,出去喝杯茶好吗?"下午上班的时候徐副总打了一个内线电话给财务部主任。

"好的! 好的!"老冯应和着。

不一会儿,两个人在公司茶吧里喝起茶来。

"老冯,现在经济形势这么差,你是负责财务的,你说公司的工资还能发几个月?"隐隐约约听到徐副总在发牢骚。

"你讲,这话有道理吗? 他顶不住,就应该让出一把手的位子,让人家有本事的人来试试!"趁着下午老总不在公司,正好徐副总可以哇啦哇啦。

"再说! 再说!"老冯只喝了两口茶,就急着回财务部去了。

经济形势真是一天不如一天,又是一个月,公司业务还是没有起色,老总仍全力以赴为企业在外奔波。

一天下午,徐副总又有想法了。

"小曹、小黄、老冯,今天晚上有空吗? 如果有时间,下班以后找个饭店聚一聚? 顺便我有事要邀请大家一起讨论讨论。"

"好的,好的!"小曹、小黄、老冯先后回着,毕竟徐副总也是股东之一啊!

酒过三巡后,徐副总的话匣总算打开了:"各位,我有个想法:要么大家配合,请老总让位!要么你们三位一起辞职,跟我去另起炉灶,怎么样?"

听到这话,小黄一言不发,老冯更是只管品着绍兴黄酒。

小曹是个急性子,不假思索就发言了:"徐副总,你要叫别人不做一把手,我管不了,这是你们股东的事!你想要我跟你一起去另起炉灶,不好意思我不去!就冲老板平时说话用'我们'开头,就说明他把我们每个员工都当成是团队的一份子。现在公司遇到困境,我更不可能在这个时候离开公司!"

老冯到底是老同志,一边喝着黄酒一边说道:"兄弟,慎重!慎重!"

小黄也是"糨糊"高手:"我考虑考虑!"

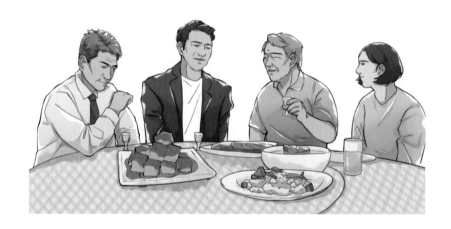

小曹、小黄、老冯先后非常礼貌地走了,唯有徐副总要了一杯红茶,孤身一人坐在那……

心灵解码艺术

帮助当事人理解群体心理学中的"同化效应"①，当用"我们"替代"我"这种表达方式时，就促发了群体成员的归属和认同，使这个群体更具有凝聚力，是"领导的语言"。

领导力语言始于本能，当领导的语言中一贯使用第一人称，经常说"我们"而不是"我"，将更能够激发出员工强大的情感力量，使他们产生归属感和安全感，获得自尊和自信。这种语言艺术传递着群体的利益往往高于一切，没有"你""我"之分，只有"我们"之利的"隐喻"②，给员工留下责任担当、真挚诚实、充满魅力的领导者印象。

隐喻是领导力语言的一个关键因素，它蕴含了巨大的威力。"我们"就属于一种隐喻，它自然而然地将"我们要团结一心"的想法深深印入本能脑，逐渐影响员工的思维方式、感受认知和处世行为，不断满足本能脑的需求，吸引员工本能地支持领导者。

领导者满足了员工本能脑的"确保安全和寻求回报"两大需求，这在不经意间达成了契约：领导承诺安全和目标，员工通过支持予以回报。同时大脑的奖励系统被激活，随着目标一步步实现，大脑会不断分泌多巴胺，让员工感到愉悦。而且本能脑非常注重感官体验，"我们"的图像一旦形成，就不容易遗忘。

---

① 同化效应：是指人们的态度和行为逐渐接近参照群体态度和行为的过程，是个体在潜移默化中对所处群体环境的一种不自觉的调适，是一个去个体化的过程。

② 隐喻：是认知心理学中的一个重要概念，是指通过联想、暗示和相似性，将一个概念映射到另一个概念，以帮助更好地理解和描述的认知过程。

二十三
标点符号与心理

又逢全球经济下滑,国内的经济也是无人不焦虑。元旦来了,可某公司业务部的业务员们却无人兴奋。

"小陆,你全年业务的实际签约率多少?"

"唉! 23％左右。"

"小许,你全年业务的实际签约率多少?"

"唉! 20％左右。"

"小董,你全年业务的实际签约率多少?"

"唉! 19％左右。"

"大陈(公司里有两个姓名一样的职工,大家只能按年龄大小进行区别),你是多少?"

"惨! 今年签的合同只有50％左右。"

"啥! 50％左右还惨? 我统计下来,大家基本上都是下跌到20％左右,只有你还能坚挺在50％左右,不愧是业务部的'大哥大'啊! 我一定要向老总申请给你奖励!"公司分管业务部的副总经理一边统计一边说。

过了几天,副总经理果然向业务部发出了重要通知:"老总决定小年夜来业务部开会,同时要对大陈进行嘉奖!"

小年夜到了,业务部人人没精打采。根据通知,大家一起去了会议部。

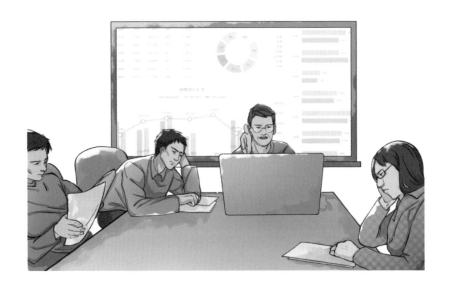

"各位,今天的会议有三个议程。第一:我把去年公司的业务情况跟大家介绍一下;第二:公司专门对业务部的大陈进行年终奖励;第三:大陈算是公司的老员工了,多年来一直是业务部的业务冠军,我想请大陈再一次给大家介绍一下他的经验。"老总由衷地看着大陈。

"各位同事,听了老总的话,我觉得非常不好意思! 了解一下公司的全年业务情况那是必须的! 关于奖金事宜我觉得就算了吧! 到社会上去看看,有多少公司已经破产,我们公司还活着已经非常不易了! 至于向各位介绍一下我的业务经验,我非常愿意分享,这也是我多年积累的一些实践经验,希望对大家有帮助!"在老总的邀请下,大陈做了如上发言。

"大家说我是业务冠军,我觉得言重了。但我觉得做一个有心人,懂点心理学倒是非常重要的! 现在是信息化时代,有很多业务都是在网上进行洽谈、签合同的。我经常发现与对方进行文字交流时,他们的文字表达与其性格或态度之间存在一些规律,可以马上通过对方使用的标点符号捕捉到对方的心理。比如:对方在沟通的末尾时,用'。',我一般可以判断对方的性格可能比较随和,做事认真,所以我洽谈业务时的压力可以小点。"

"对方的措辞中如果永远只用',',我会觉得对方可能大大咧咧,没心没肺,不用过于拘谨;对方在收尾时如果使用'……',我可以判断对方内心复杂,话里有话,对业务往往心中没底,一般洽谈我都会做好最坏的心理准备;对方写的语句中如果没有标点,可以判断对方可能对这笔业务的兴趣不大;对方的措辞中如果使用一连串'!',可以判断对方有激情,性格豪爽,敢爱敢恨,我只要设法尽快进入对方的频道即可……"

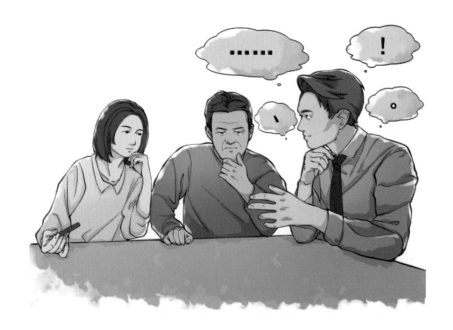

转眼就到下班时间了,会议结束时老总紧紧握着大陈的手说道:"大陈,晚上我们一起去喝一杯!"

"有什么好酒?!"大陈哈哈笑道……

心灵解码艺术

鼓励当事人训练自己敏锐的洞察力，特别是对微小的非言语行为或细节进行细致观察，有助于推断出其背后深层的心理状态和真实意图，从而掌握主动权。

在充满竞争的职场中，把握好有迹可循的客户心理，能够起到事半功倍的作用，达成更高的合作意向。标点符号里也透露着心理学，因为标点符号可以折射出客户的性格特征、情绪状态以及信息处理方式等，这些都与客户的需要、情感、兴趣、过去经验等有着密切的关系。通过标点符号揣摩客户心理，创造情感共鸣，判断客户的处境和想法，能够提供更准确的服务。

标点符号作为刺激物带有新异性，使人们的神经系统对这些刺激的兴奋增强，达到特定的表达效果，从而能够清晰鲜明地反映出他们丰富的心理活动。了解这些心理特征和规律，注意引导客户形成潜意识肯定性表达的"心理惯性"①，有利于促成合作的要求和期望。

由于标点符号的修辞作用的接受方式和接受程度与人的社会经历、文化素养有关，在实际应用中，还需要结合具体情境和个体差异进行综合分析。

---

① 心理惯性：是指人们在思考和行动时倾向于沿用过去的思维模式和行为模式，而不愿意尝试新方法或接受新思想观念的倾向。

二十四
启动沉没成本的心理素质

王阿姨是小区里前几年风生水起的"老板娘"之一。

六年前,她和几位某工商管理硕士班的同学一致看中了某地段,认为该地段非常适宜投资餐饮业。在做出决策之前,大家还一起进行了全方位的信息分析,最终共同决定投资注册成立了一家高档的大饭店。

大饭店开张后,一开始业务极火。不想一年后,全球经济开始下滑,更没有想到的是又连续几年的金融危机,导致这家高档的大饭店只能惨淡经营。

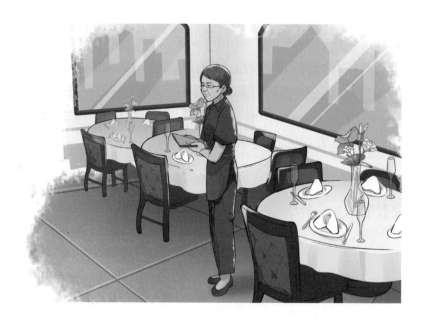

"各位,不要争了,今天召集四位股东来开会,就是要讨论这个饭

店项目是要放弃还是继续经营！"控股股东严肃地说着。

"说说容易！放弃？我是小股东，也投资了 50 万，难道一切就这么付诸东流了？"王阿姨急得带头发言了。

"经济形势将进一步恶化，我们到底是要算沉没成本还是要准备继续营运？继续经营的话，估计每个月的成本至少是 30 万。我们都是学工商管理的研究生，经济学奖得主斯蒂格利茨教授早就说过：经济学家往往忽略'沉没成本'——这是一种睿智。他在《经济学》一书中也说过：如果一项开支已经付出并且不管作出何种选择仍然不能收回，一个理性的人就会放弃它。"负责人事的邱股东边说着边摇头。

"当时我们每个人都是凭着自己的经验做出判断的，这种判断可能是不理智、不全面的。所以我建议大家要尽可能地再去搜集更新的信息，理性分析。我认为：一个合格的投资者既要站在投资者角度来考虑经济问题，也要站在项目角度来考虑问题，更要站在整个行业的角度来考虑问题，只有把各个维度的信息进行综合预判，我们才能找到理性的答案！"负责财务的李股东是这样表态的。

"大家一定要'拎拎清'，饭店目前的流动资金已经没有能力对外支付了，饭店已经多次收到法院的传票了！"负责法务的章股东是这样告急的。

"这样，会议三天后再开，各位充分利用这三天时间好好搜集各类信息。饭店下一步的走势是放弃还是继续经营，由大家表决决定！"控股股东焦急地说。

三天后，第二次股东会议又开始了。

"我的信息面告诉我，一定要尽快设法止损！"负责财务的李股东开门见山地表态。

"虽然沉没成本是一种历史成本，虽然就现有决策而言毫无价

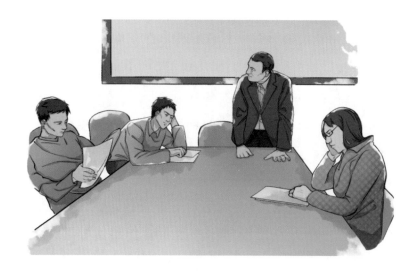

值,不会影响当前的行为或未来的决策,但我的观点是目前应该实施沉没成本策略了!"负责人事的邱股东观点非常明确。

"我是分管法务的,我只谈一点,这种情况发展下去,饭店的账户迟早会被法院查封的!甚至会波及个人的不动产,建议饭店尽快进入歇业状态……"负责法务的章股东的言语更是让大家都感到一丝丝的寒意。

王阿姨一直垂头坐着,一言不发,但大家都知道她在为50万投资款的损失而痛心!

接下来,表决的结果是不言而喻的……

一周以后,饭店里的员工开始一个一个办理终止劳动合同的法律手续了。

一个月后的一天,王阿姨办完事回家,无意中看到小区里金老板家正在被法院查封(他也是开饭店的)。她倒吸了一口凉气,自言自语道:"开会时我心痛什么!幸亏读法律的章股东一口咬死要尽快止损,否则后果不堪设想!唉,我的心理素质还是不行啊!看来我要去好好谢谢他啊!"

心灵解码艺术

解释"沉没成本效应"的本质，帮助当事人理解这种"难以放弃过去的成本和收益"的心理很容易导致新的损失，在任何事情上懂得适时放弃才是最好的选择。

很多决策者在做决策时，会考虑"沉没成本"[①]的价值而做出继续投资的非理性决策，从而掉入了"沉没成本效应"[②]的陷阱。这也是多种心理因素交叉作用的结果，决策者的决策框架效应、禀赋心理、证实偏差、过度自信等因素，在一定程度上都会导致决策者倾向于沉没成本效应。

在沉没成本情境中，决策者可能产生认知失调，他们通过自我辩解消除这种不协调状态，并找到很多理由来保持决策一致性和维护自尊，高估额外投资的成功率。同时，延迟关闭亏损的心理账户[③]，避免体验后悔情绪，构成了对内在非理性的承认。在面对预期信息的模糊性时容易做出非理性判断，认为消极的反馈是正常现象，试图以继续投资来换取更多的时间和反馈信息。这些心理动机导致决策者不断追加投资，企图挽回损失，但可能会造成更大的亏损。

决策者的总可用资源数量相关的相对成本，比初始投资的绝对数量更重要，决策时应当通盘考虑，广泛收集资料，客观地评估当前的情况和未来的可能结果。不被过去的沉没成本所束缚，深入思考更能做出正确的决策，理性地摆脱沉没成本效应。

---

① 沉没成本：是指已经付出且不可收回的成本，包括金钱、时间、精力、感情等。
② 沉没成本效应：是指由于舍不得前期付出的时间、金钱、努力等方面的成本，以致选择了错误的决策和行为方式，结果在"成本损失"的坑里越陷越深，离主观期待越来越远。
③ 心理账户：是指个体对经济行为进行编辑、分类、预算以及评估的过程。

二十五
证人的记忆心理

小区里熟悉杨律师的人都知道,空余的时候他喜欢翻翻心理学方面的杂志。他常说:"心理学对我们法律人很重要,因为它涉及知觉、认知、情绪、思维、行为习惯、人际关系、社会关系等诸多领域。"

这是一起人身伤害赔偿纠纷案件,第二天上午开庭。

夜深了,可作为被告代理人的杨律师没有丝毫的对抗思路。

"原告律师的举证形式也非常规范,莫非这个案子是只'死老虎'? 算了,睡吧,明天上庭后见机行事吧!"杨律师入眠了。

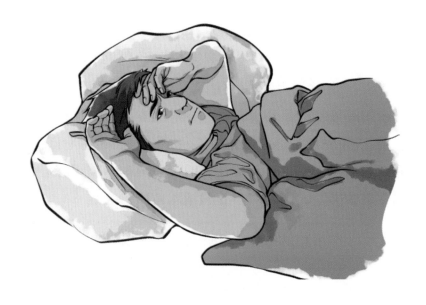

第二天，庭审开始了。

"被告，对原告的第一部分举证内容有不同意见吗？"

"没有！"

"原告，就第二组的材料进行举证！"

"好的！原告共提供四组证据：①原告人身受到侵害及伤害后果的证明；②被告有主观过错的证明；③书面证言；④赔偿医疗费、误工费、护理费及交通费的证据。"

被告代理人杨律师一组一组地认真听着。突然，他眼睛一亮，职业的感觉告诉他书面证言有些问题！

"被告，针对原告的举证材料，你有没有不同意见？"法官问道。

"审判员，作为被告代理人，我对原告的一、二、四组证据没有异议。但对第三组证据有异议。原告诉状里说原告、被告的肢体冲突是在菜场发生的，但第三组书面证言没有明确说明原告、被告发生冲突的具体场所。所以代理人认为第三组证据材料有问题，被告代理人申请法庭传证人到庭质证！"

经过讨论，法庭认为杨律师的观点有法律依据，便采纳了。

一段时间后，第二次庭审开始了。

"证人，我是被告代理人。根据民诉法的规定，我想当庭问你两个问题：第一，你和原告是什么社会关系？第二，原告、被告发生冲突时到底在哪里？你到底是不是一开始就在现场？还有，希望你说话时眼睛看着我，不要老是盯着地板看！"

没想到，原告的证人居然支支吾吾，仅回答说他与原告以前是同学关系，对杨律师后面的问题都答得前言不搭后语，自相矛盾。对此，在后来的法庭辩论时，杨律师认为，原告提供的证人证言没有合法性、客观性和关联性，证人并非真正的知情人……

结果,庭审在质证后诉讼情况发生了重大变化,多米诺骨牌效应也出现了缺口,最终原告、被告都接受了法庭的建议:调解!

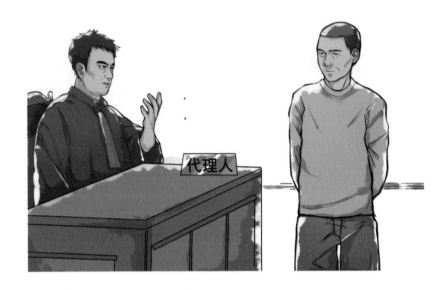

一天晚上,杨律师和这个案子的当事人在某茶坊品铁观音。聊到这个案子的庭审情况时,杨律师笑着说道:"这个案子是心理学帮了法学的忙!心理学发展到今天,早就通过事实证明了很多证人提供的书面证词都是有瑕疵的,或者说是具有个人倾向性的。这在心理学上被称为'证人的记忆心理',同时这又提醒我们法律人一定要心中有数——我们是不能完全相信证人的记忆的,一定要全面质证……"

心灵解码艺术

立足于当事人描述的客观实际，通过情感反应和直接的个人反馈使当事人的内在潜力予以呈现，对其敏锐的思维判断能力予以积极关注，并增强对记忆本质的理解。

证人的记忆和证词往往受到个人倾向性、自信心、记忆的局限性及"来源监控失效"①等多种因素的影响，这些因素共同作用，导致证人的证词不是完全可靠的证据。

当信息与个体的"自我概念"②有关时，就会出现潜在的自我服务偏见，只记忆对自己有利的信息，容易把责任归罪于对方，以保持良好的自我形象。这种自利偏差有多种动机，包括知觉错误、寻求自我认识、渴望评定自己的能力和自尊。

记忆是主动构建和重组信息的过程，具有可塑性、主观性和动态重构机制③，普遍存在"艾宾浩斯曲线"④以及"记忆虚构"⑤"记忆错构"⑥、记忆屏蔽、选择性记忆、情绪性记忆闪回等情况。如通过想象

---

① 来源监控失效：是指人们在回忆信息时，由于认知偏差，无法准确地判断该信息是来自个人的真实经历、梦境、想象还是从外部渠道获取的。

② 自我概念：是指一个人对自身存在的体验，它通过经验、反省和他人反馈，逐步加深对自身的了解。

③ 记忆重构：是指人在回忆过去事件时，由于记忆本身的可塑性和易受影响性，会根据现有知识、情绪、新获得的信息等因素对原有记忆进行改写、补充，甚至创造新的记忆片段的过程。

④ 艾宾浩斯曲线：一种普遍存在的遗忘规律，在学习的 20 分钟后，遗忘达到了 41.8%，而在 31 天后遗忘达到了 78.9%，记忆随着时光流走，遗忘一直都在发生。

⑤ 记忆虚构：是指个体在回忆或叙述个人经历时，不自觉地创造出并不真实存在的事件或细节。

⑥ 记忆错构：又称记忆错觉，是指在回忆往事时，患者常混淆事情发生的时间、地点和情节，张冠李戴。

一些情节或事情以填补记忆缺陷，制造虚假经历博得同情和关注；只回忆小事，抑制或阻碍对重大事件的回忆，掩盖其他记忆及相关的情感和驱力，防御痛苦体验再现；或只对能够激起强烈情绪的事件记忆深刻。

　　每个人都有属于自己的特殊观察角度和记忆局限性，要想更加接近于事实本身，需要从不同角度去了解、判断、分析和甄别。

二十六
股东会上的博弈心理

大清早,孙总一吃完早饭,就匆匆开车去公司了,莫道君行早,更有早来人! 到公司一看,嘿嘿! 不少人早就到了。

近期,公司内大、小股东之间矛盾不少,所以特地组织了临时股东会。孙总是公司的控股股东。

九点半一到,激烈的股东会开始了。

"公司营运到今天,账目严重不清,小股东为什么不能查账?"小股东代表老杨首先向孙总开炮了。

"去年年底分红怎么这么少?"小股东丁女士也跟进了。

"据我所知,公司对外随便担保,出了事怎么办? 公司对这种事有审批程序吗?"小股东黄女士也是意见很大。

"现在有《中华人民共和国公司法》,我们完全是根据公司法的规定操作的!"孙总冷冰冰地回着。

"别拿公司法忽悠人,我是读财务专业出身的,公司已经运营三年了,我看账簿猫腻不少! 我再问一下,我们小股东凭什么不能看报表? 必须公开!"老杨的话一句比一句响。

"你这话什么意思,你说说清楚! 反正公司每年都是审计通过的!"孙总也不高兴了。

唇枪舌剑,火花四溅。一眨眼,到了午餐时间了。

散会后,看着股东们陆陆续续走向食堂,孙总倒也不急着去吃饭,只是泡了一杯茶,慢慢地品着、思考着⋯⋯

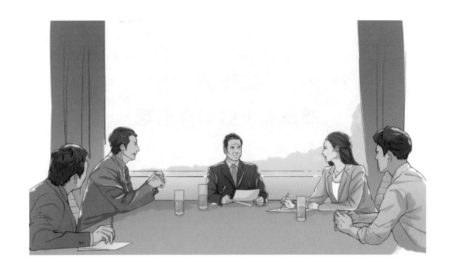

"老杨,边上有人用餐吗?"一杯茶的工夫,孙总也把自己的情绪调整好了,去了食堂。

"没人!"老杨边回着,边正准备离开饭桌。

"哎哟,老杨你这么急着走干吗?"孙总客气地说。

"孙总,那你说,在会议上我说的哪句话不对?"老杨问。

"没错!没错!但你知道我的苦吗?公司顺利营运三年了,容易吗?处处要烧香!"孙总一边吃着饭,一边倒着苦水。

老杨这人的脾气是吃软不吃硬,听了这话就说:"我代表小股东,心情比较急,下午我会慢慢谈!"

下午股东会的气氛的确缓和了不少。

会议快结束了,孙总总结道:"我决定将去年的财务报表给每人复印一套,各位认真看一下。有意见的,下次股东会大家提出来,什么大股东、小股东,我们心中都要有'人和'这个概念!"

会议结束了,华灯初上。

"老杨，晚上如没啥事，一起去喝杯老酒怎样?"孙总笑着。

"没问题! 今天晚上老太婆正好在儿子家!"老杨一口就答应了。

老杨是杭州人，而公司对面有家饭店正好是浙江口味的，所以两人心照不宣地走了过去。

酒过三巡，突然孙总似乎想起什么事，欲言又止，想想还是讲了："老杨，公司的本届监事任期已满，下一届我非常倾向你去干⋯⋯保密啊! 还没上会走程序啊!"

"有数! 有数! 晚上只喝酒，不谈公事!"没想到老杨开始主动敬起孙总来了⋯⋯

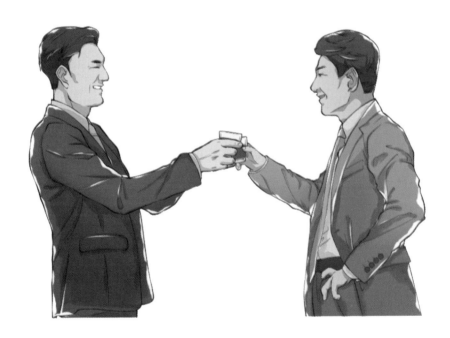

心灵解码艺术

让当事人了解充分的沟通可促成合作，尤其是面对面交流可以产生很好的合作行为。对两难问题的讨论会增进成员的群体意识，使其更加关注整体利益。

"绝对的我"是不存在的，"完整的我"应当是融入"我们"的"我"。社会心理学认为在社会困境中，对个体最好的选择通常不是整体最好的选择，当每个人都只计算自己的利益时，就会发生"囚徒困境"①，做出的选择对所有人都是不利的。

当双方有共同利益的时候，就会发生"竞争优势定律"，双方优先选择竞争，而不是选择合作。但自私地寻求最大效益并不意味着就能得到最好的结果，只有合作才能获得最好的结果。

文中孙总用克制的共情式沟通与老杨消除误会，暗示了想让老杨担任下一届监事的想法，这在某种程度上达成了整合性协议。双方互相满足，可以形成持续的伙伴关系，把冲突转化为支持与合作。

① 囚徒困境：是一个博弈论中的非零和博弈模型，它反映了个人最佳选择并非团体最佳选择的情况。具体来说，当两个共谋犯罪的囚徒被分开审讯，且不能相互沟通时，每个囚徒都面临一个选择：是保持沉默（合作）还是背叛对方（揭发）。如果双方都选择合作（即都保持沉默），他们都会获得较轻的判决或可能无罪释放。但如果一方选择背叛而另一方选择合作，背叛者将因提供证词而获得更轻的判决，而合作者则会受到较重的惩罚。最糟糕的情况是，如果双方都选择背叛，那么他们都将面临较重的判决。

二十七
"三明治"与心态

"吴师傅，这几天车间里好吗?"徐主任刚出差回家，马上打电话给吴师傅，询问车间里的生产情况。徐主任是车间主任，吴师傅是车间里某工段的工段长。

"没啥事，三班运转一切正常，除了小姜……"吴师傅欲言又止。

"小鬼，又咋了?"徐主任在电话里好奇地问。

"没啥，没啥!明天上班后碰头再说。"吴师傅摇摇头。

第二天上午十点，在车间办公室，两人见面了。

"吴师傅，昨天你电话里说小姜，他又咋啦?"徐主任认真地问。

"唉，这小鬼，上班交接班又迟到，我火冒三丈!已经警告过他了:再来一次，当月奖金扣掉!"吴师傅越说越不高兴。

"别急!别急!明天他是什么班?"徐主任问。

"他们班组明天是早班。"吴师傅随口说。

"这样，明天中午你和我到他的班组去一次。"徐主任随口就把第二天中午的工作安排好了。

"小姜，你胃口是好!"第二天中午，徐主任与吴师傅嘻嘻哈哈地走进了小姜班组吃饭的场所。

"哎哟!领导来了!"小姜是个机灵鬼，你看他反应快不快?

"小鬼，我最近出差挺多的，挺想你的，所以一回来就进车间看看你!"你看人家徐主任的情商多厉害?

一看车间主任来了,大家一哄而上,你一句他一句。

余光一看,班里的人基本上都到了,徐主任就当着大家的面表扬起小姜来了:"我们小姜绝对有腔调的,你们不要看他年纪最小,我看他干的活不要太灵光!"

听到徐主任在夸自己,小朱自己有点不大好意思。

"还有,我们小姜绝对是热心肠!上个月,车间里有人突发胃痛,第二天他就把他娘治胃病的冲剂带了过来。"有些师傅对这情节并不知晓,听徐主任这么一说,大家纷纷竖起了大拇指。

"不过,小姜,我当你是小兄弟的,有个事你也要帮我的呀?"来到休息室,徐主任的话风开始变了。

"领导,什么事?"小姜马上热心地问。

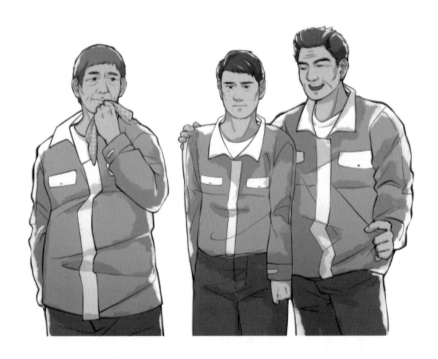

"没啥,没啥!要是你上班能准时一点,那就更锦上添花了!"徐主任半开玩笑地说。

"知道了，知道了！"小姜这下彻底脸红了。

果然，从这天开始，小姜上班再也没有迟到过。

一天，交接班的时候突然下起倾盆大雨，工段长这下又担心了："唉！估计小姜十有八九会迟到的。"

没想到第一个冒雨冲进车间的居然是小姜！工段长激动地马上拿着干毛巾向小鬼跑过去……

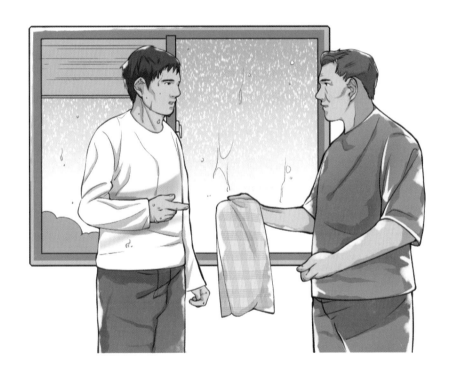

又一天，下班时分，吴师傅接到车间主任的电话："工段长，今晚方便吗？你如果没啥事，我想请你吃顿西餐，尤其是三明治！"车间主任在电话那边笑嘻嘻地说。

吴师傅听后诧异了一秒钟，突然在电话里大笑了起来："三明治！要吃！要吃！来双份！主任，你就是比我厉害！"

心灵解码艺术

从当事人的立场、利益、处境出发,去了解和把握当事人的内心世界,体验其思想和情感,客观地从管理者和员工角度考虑问题。批评是门艺术,要讲究策略和原则,才能起到真正的作用。

社会心理学中的阻抗理论认为当人们感到自己某种行为的自由受到威胁时,一种不愉快的阻抗状态就被激发。他们会通过继续从事受威胁的行为,甚至表现出与被说服和禁止的完全相反的行为来努力抵制。因此,太多强烈的说服攻势或严厉的禁止,更容易激起"逆反心理"[①],效果会大打折扣。

作为管理者,在任何沟通特别是想要说服和引导别人的态度或行为改变时,都应该避免无意义的重复,否则就会发生"超限效应"[②]。第一次说教还能让对方产生羞耻感而收敛其行为,说教次数多了,对方可能会产生心理免疫或形成抵触的心理惯性,主动无视这些刺激,非但听不进去,反而要对着干。

采取宽容的态度反而会削弱对方"对着干"的强烈渴望和执着,使其内心失去坚持的意义和决心。同时,批评时要讲究方法,注意场合,顾及对方的自尊心。先肯定后转折,以友好的态度收尾,通过表扬—批评—表扬的过程(三明治批评法),可能会带来更好的效果。

---

① 逆反心理:是指当个体感受到外界的压力、命令或强制时,会产生一种对抗或抵制的心理反应。

② 超限效应:是一种保护机制,是指刺激过多、过强或作用时间过久,从而引起心理免疫甚至心理逆反的现象。

二十八
小林家的"踢猫效应"

这几年，因多种原因，经济下滑，各行各业都在裁人，小区里已有不少业主失业在家，对此居委会的沈主任也是看在眼里急在心中。

"小林，乖点，乖点！最近你爸爸的心情很不好，你一回家就做功课，不要整天玩手机游戏了！"小林的奶奶私下里提醒着孙子。

"听到了！"小林一边玩着手机一边回着，根本不当一回事。

子夜时分，小林的爸爸妈妈还处于失眠状态。

"老林，你单位怎么样？"小林妈妈忐忑不安地问。

"唉，隐约知道下个月公司里要准备裁人了，据说 50 岁以上的要第一批被裁掉！"老林焦虑地回答。

"是吗？我就知道你是怕我着急，白天不说！唉，我们公司的经营范围是教培，现在大家都知道政策的，所以我们也要关门走人！"小林妈妈双眼呆滞地看着天花板。

"走一步，看一步，今年我 49 岁，可能会躲过第一批！"老林安慰着妻子。

这天，老林因为单位没有业务，所以就早早回家了。

"小林，你功课不做，只晓得玩手机！我跟你说，马上把手机收掉，做功课去！当心手机被我扔掉！"老林的情绪已经远不如以前了。

又是一个失眠的深夜。

"老林，你们单位的裁员名单下来了吗？"小林妈妈紧张地问。

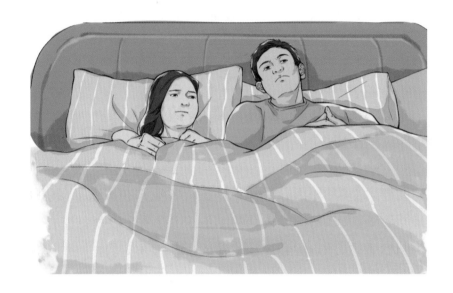

"别问了,有我!"

"啊!"小林妈妈更失眠了。

"你不是说你 49 岁,没事吗?"小林妈妈焦急地问。

"是的,本来的确是考虑 50 岁以上的,我又是 49 岁,想想肯定会躲过第一批的。没想到现在厂里的业务这么差!终止合同的规定又从 50 岁以上调整到 45 岁以上了,所以我最终还是被裁了……"老林唉声叹气。

一个月后,老林的单位正式公布了第一批终止合同的名单,老林的名字赫然在上。拿到书面通知书后,老林只得步履沉重地回家了。

"家里怎么办? 如果夫妻俩都没工作怎么办? 生活成本这么大怎么办? 儿子明年就要中考了,费用这么大! 怎么办?"老林边想边急,真不想回家,他坐在小区的花坛边发呆。

"唉! 还是回去吧! 老坐这里也不是个事!"

轻轻地,老林把家门打开了,看到儿子又在玩手机。玩得兴起的小林根本没有注意到老爸已回家。

刹那间，老林两眼冒火，一个箭步冲上去就抢过了儿子的手机。等到小林反应过来，他心爱的手机已被老林狠狠地砸向了饭桌……

"干吗！干吗？赔我手机！赔我手机！"小林愤怒地大喊着，狠狠地把书本摔到了地上。书桌上的水杯也"啪"的一声掉在地上，水洒了一地。

"囡囡，啥声音？"小林的奶奶正在隔壁养神，突然的响声把她也惊醒了。

老人急忙走了出来，看到儿子正抬起手要打孙子，真是又心疼又着急！奶奶赶紧上前阻拦，想用身子挡住老林的巴掌，不料脚下一滑，重重地摔倒在地上。

"哎哟！我的腿不能动了！痛！痛！快！扶住我！"奶奶痛苦地叫了起来。

"快！快打'120'！"老林啥也顾不上打儿子了，慌忙拨打起急救电话。

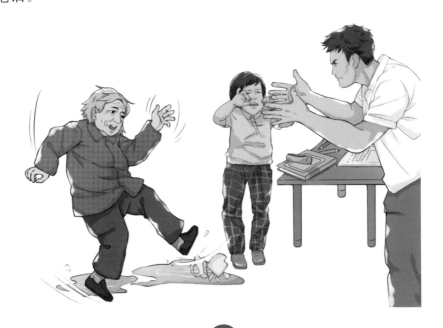

奶奶被及时送进了医院的急诊室。那天正好看到救护车驶进小区,热心的沈主任下班后也去了医院。

"医生说轻度骨折,要观察几天了。"小林妈妈也赶到了医院,老林既难过又自责地说。

"今天我来陪夜,你还是回去管着你的宝贝儿子吧。可别再动手啊!"小林妈妈理性地安排着。

天黑了,有点小雨,看看基本没事了,老林和居委会的沈主任就各自撑伞一起离开了医院。一路上,沈主任耐心地说:"老林啊!现在经济形势面临考验,对每个人都会有或多或少的影响。考验你的时候到了,你可千万要控制住自己的情绪啊……"

心灵解码艺术

设身处地、感同身受地"共情式倾听"①下岗人员的遭遇，理解他们承受的巨大心理冲击，给予情感支持并帮助他们正确地疏通消极情绪，鼓励他们重拾信心。

当生活中遭遇巨大变化，深层的无意识就会被激活并被它所控制，制造剧烈的痛苦和冲突、愤怒和恐惧、攻击和抑郁等消极情绪，污染自己和周围人的内心世界，这种强烈的无意识情感模式可能会显化成发生在个体身上的外部事件。

在本故事中，老林被裁员，心情极差，回到家中发现小林在玩手机而火上浇油，进而引发了情绪传染链，形成家庭情绪污染，最终造成严重后果，这就是心理学上的"踢猫效应"②。实际上，"小林玩手机"只是老林大发雷霆的表因，真正的原因来源于他内心无法释放的压力，这也注定他事后会很后悔。

在家庭生活中，情绪转移现象很常见，当某个家庭成员情绪很坏又不能正常宣泄和排解时，就会把情绪转移到弱势的人或物身上，导致家庭氛围沉闷压抑。管理情绪的关键在于意识和行动，当负面情绪袭来时，积极的"心理暗示"③能将正面的思想注入潜意识中，通过

---

① 共情式倾听：是指倾听者能够设身处地理解说话者的情感和立场，关注非语言信息，发现被恐惧、愤怒、悲痛或绝望所遮挡的东西，感知对方的内心体验，保持耐心和同理心。

② 踢猫效应：是指当一个人不满或情绪不佳时，可能会将这种负面情绪传递给比自己弱小或地位较低的人，造成负面情绪传染，从而产生一系列的连锁反应。

③ 心理暗示：是指通过言语、行为或其他形式，对他人的思想、情绪、行为等进行潜在影响，使其产生某种感知、信念、态度或行为的一种心理现象，它是一种双向的影响方式，可以影响别人和自己。

合理的自我调节加以适应，保持勇气、沉着和积极的心态来应对糟糕情形。但同时也要注意"反弹效应"①，不去刻意控制，允许自己拥有任何情绪并予以接纳，否则将会陷入压抑状态，内心产生冲突或否定。

---

① 反弹效应：是指在某种干预措施或变化发生后，系统或个体出现与预期相反的反应或结果的现象。反弹效应的本质是当人们试图避免某个特定的想法或行为时，反而会不由自主地想到或进行这个想法或行为。

二十九

是"矫情"吗

"汤总，早上好！"一大早，汤总一走进公司，大家礼貌地先后向他打着招呼。奇怪的是，汤总毫无回应，径直走进自己的办公室，把办公室的门关得紧紧的。

"奇怪！诡异！大家注意到没有，已经很长一段时间了，汤总好像变了个人。以前一到下午，他会和我们一起喝杯下午茶，现在没了！"大办公室里的几个年轻职员悄悄地议论着……

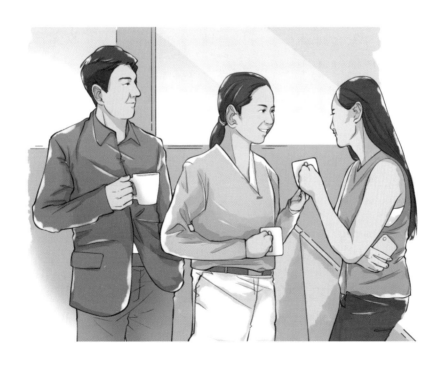

"小汤,今天忙吗？不忙的话,我和老头子一起过来看看你们。"因为是星期天,所以汤总的妈妈打了这个电话。

"不要过来！不要过来！我想一个人安静地待着!"汤总躺在床上,非常低沉地回着。

"爸爸妈妈,你们过来、过来！我要你们过来,不要理睬他,他脑子有点不正常!"汤总的妻子在边上一边瞪着汤总一边叫。

中午时分,汤总的爸爸妈妈来了。

"这样吧,今天不要烧什么菜了,老头子请客,一起到外面吃饭!"汤爸爸一进门就说。

"好的！好的！爸爸破费,不好意思。"汤总妻子高兴地应着。

进了包房后,汤爸爸随口问起儿子的工作情况。听到几句潦草简单的回复,爸爸的脸色似乎僵住了。

"老头子,怎么回事？小汤只会埋头吃饭,你也是！吃完饭就要回家。滑稽!"汤妈妈回家后奇怪地问。

"老太婆,你的反应就是慢！你难道没有发现你儿子的状态不对劲?"汤爸爸严肃地说着。

"这啊！刚坐下来,他一开口我就注意到了。估计小鬼太矫情。"汤妈妈根本没有当回事。

这天晚上,有人急促地敲响了汤总父母的家门。

"小杨(汤总的妻子姓杨),有啥事？不要急！有事慢慢说!"公婆一起惊讶地看着小杨。

"小汤的心理可能真的有问题了！下午我们大学同学聚会,有个同学是市场监督管理局的,他无意中讲了一些信息,我一听吓一跳！他说:我是民营科的,你们不要以为那么多老板看上去似乎非常潇洒,其实他们的投资压力、竞争压力可大了,不少老板其实都患有抑郁症的,比如⋯⋯他还说,我国的抑郁症患者数量多得不得了! 问题是,许多老板说自己抑郁,还要被旁人认为是'矫情'! 更荒唐的是,有的老板被确诊为抑郁症,家人还根本不信! 可不要小看这种病,患者可能会自杀的! 听后,我对照小汤的一些举止,不是与我同学说的一模一样吗?"

"啊!"汤妈妈听后也一夜难眠。

几天后,汤总的父母一起陪儿子去了一家精神卫生中心。诊断结果出来后,果然是"中度抑郁症"⋯⋯

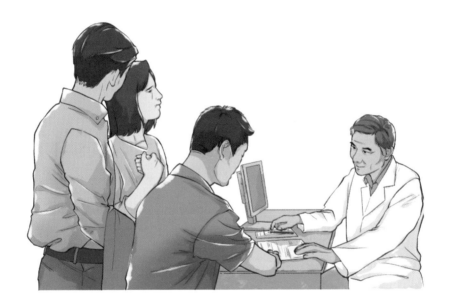

心灵解码艺术

向患者和家属解释抑郁症患者的记忆、归因和期望，帮助他们建立对疾病的正确认识，坦然接受和面对疾病，给予患者充分的陪伴与支持。

当个体克服自卑、追求卓越的过程受阻，也许是事业的失败，也许是家庭冲突或社会排斥等压力事件，可引发阴郁的、悲观的想法。这种思虑营造了一种抑郁心境，激发了负性体验，表现出"消极归因"①风格，产生消极的、"过度泛化"②的、自我责备的思维模式，放大痛苦体验，恶化他们的处境。

抑郁障碍的心理社会因素可能是早年的不良经历和精神创伤，或由根深蒂固的悲观主义和完美主义风格引起的，过分消极的"核心信念"③和消极思维源于自动化"认知歪曲"④，消极态度被进一步强化，陷入反刍和自我批评的恶性循环（在潜意识里认为是帮助自己的心理策略），形成负性自我概念。

抑郁障碍是被自我信念系统强化的，要想打破这个恶性循环，最重要的层面就是改变核心信念，辨识自己的消极思维，检查证据、反思自我批评的益处，设定可实现的目标，运用双重标准宽容对待自己，用观察和接受代替评判。

---

① 消极归因：是指个体更倾向于将失败和挫折归结为稳定的、普遍的和内在的原因。
② 过度泛化：个体将一次或少数几次负面经验和结果过分地推广到所有类似情境中。
③ 核心信念：是对自我、对他人和对世界的一般性的、概括性的认识，决定个体如何看待自己、看待他人，如何与他人或世界互动，如何对待自己生活中所发生的一切事情。
④ 认知歪曲：认知中存在错误的、不合理的、片面的或偏执的成分。

所以汤总是"矫情"吗？实际上抑郁障碍不是某类人群的专属疾病，任何年龄、性别、职位的人罹患抑郁都应被理解，家人的关爱和陪伴是最有力的支持，在必要时需要鼓励并协助他们寻求专业帮助。

三十
你，不是一个好妈妈

"雯雯！吃饭！"妈妈的嗓门一声比一声响了！

"不吃！就不吃！明天下午小提琴比赛你又不去！人家都是爸爸、妈妈、爷爷、奶奶一起做后援团，我呢？顶多是老爸陪我！比赛时，我哪有兴奋点！"女儿的小名叫雯雯，这不，又"作"了！

"雯雯，昨天晚上妈妈就跟你说过，妈妈明天下午要去赶火车，先要到南京，然后转车去徐州，后天要打官司。妈妈的工作很辛苦的，你要理解妈妈呀！快点出来吃饭！"雯雯妈妈再一次耐着性子解释着。

"好了，好了！你要理解女儿。"雯雯爸爸在边上一边倒地帮着。

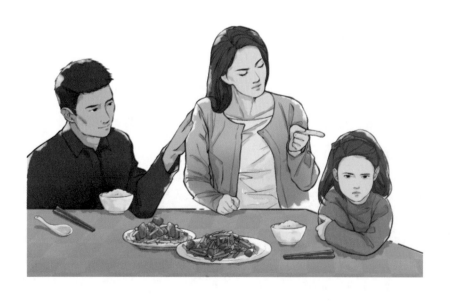

"雯雯，你给我出来！再不出来当心我真的光火！"这话一说，家里马上安静了下来，每个人都只管吃闷饭！

雯雯的妈妈是律师，姓罗。工作繁忙、女儿不听话，弄得她心力交瘁。

另一边，因为第二天上午要在南京某基层法院开庭，所以老王律师提前买好了下午上海到南京的高铁票，准备在南京过个夜，第二天上午去开个庭，中午返回上海。

沪宁高铁上，律师老王正在打电话："好！今天车厢不挤，平时三个人的位置都只坐两名乘客。"

老王瞥见座位的对面有一女乘客，把一叠材料放在小桌上，用手压着，双眼非常忧虑地望着车外。

职业的敏感让老王发现这女乘客正在整理的居然是打官司用的证据材料，老王无意中还瞥到了她的律师证。

"哟！45岁左右、中等身材、气场强悍、目光犀利"，一看就知道这绝不是刚入行的新人，只是她为什么紧锁双眉？

高铁从上海到南京，一般要两个小时，根据老王的经验，到无锡站上车的人就开始多了。果然，车停无锡站后，不少乘客开始挤了过来。

再看那位女律师，刚才还在想着心事，一下子，忧虑的神情就消失了。她迅速地整理好材料，把电脑包放在行李架上，从靠车窗的位子让出，然后坐到当中的位子上。

"都是同行，应该打个招呼？千里铁道线上遇到同行，也是有缘啊！"老王想着，主动开了口。

"你好！你应该是律师吧？"

"你怎么知道？"

"看到律师执业证了，我们是同行！我也是！"

"真的？我姓罗"，女律师有点惊喜，"你到哪里？"

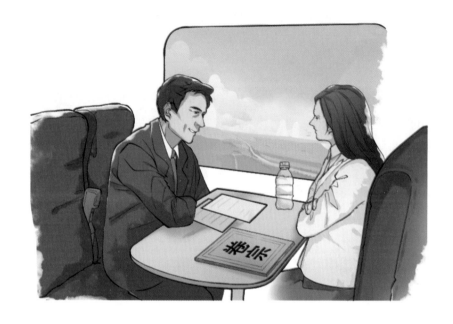

"我在南京下车，明天上午南京一基层法院开庭，代理被告的。"老王律师说。

"我也在南京下，不过我还要转车去徐州。明天下午徐州一基层法院开庭，我也代理被告。"

"罗律师，一看就知道你是干诉讼的，常要天南海北地跑，家里支持吗？"老王好心地问。

"家里支持？唉！我忧虑啊！"罗律师焦虑的神情又回来了。

"前辈，到南京还有一个多小时，晚辈我就跟你诉诉苦吧！各级法院的出庭通知书一来，你我都懂的，说走就要走的……别的不谈，就谈谈我的孩子。我女儿从小有点艺术细胞，所以我就答应她学小提琴，已经几年了。可我哪有时间陪她去上艺术课，弄了半天还让孩子不高兴！本来说好明天下午要陪她去参加小提琴比赛的，这不又陪不了她了。中午我赶火车的时候，通了个电话给她，没想到女儿在电话那边居然说我不是个好妈妈！"看着女律师那非常生气的眼神，老王律师也一声叹息……

南京站到了，只见这位女律师一手拿公文包，肩背笔记本电脑，风风火火地出了火车站。

华灯初上，老王在秦淮河附近找了家酒店，办理完入住手续后便独自进房间看起了案卷材料。那天晚上的月亮真皎洁，窗外的月光洒进房间，老王看着满桌材料，不由自主地想起了下午在高铁上遇到的女同行。只有同行才能理解同行的心事，老王自言自语起来："她现在休息了吗？明天庭上的变数考虑过没有？有没有备案？这可是客场啊……她的孩子还在生气吗？这风里来雨里去的工作和两难的生活啊！"

心灵解码艺术

全神贯注地聆听当事人的叙述，认真观察其细微的情绪及体态的变化，体察其语言背后的深层次情感，理解他的处境、焦虑和忧愁，让他更愿意敞开心扉，释放内心压力，进而共同分析问题，尝试一些实际的策略来平衡工作和家庭需求。

平衡工作和家庭的主要角色干扰，包括冲突、超载、模糊。家庭和事业都涉及各种角色的表达，当两个或多个角色的期望不相容时，就会产生角色冲突，当别人的期望超出自己的能力范围时，就会发生角色超载，当不知道别人对自己的期望是什么时，就会经历角色模糊。

获得工作和家庭平衡需减少或消除上述干扰，需要在头脑中把工作角色与不同家庭角色进行角色区分，这样工作角色相关的担忧就不会影响自己扮演家庭角色时的情绪和表现，但要避免受"工作溢出效应"[①]的影响。

审视自身选择，适当缩小职业规模和职业期待，通过"积极的自我对话"[②]，运用时间管理技能和任务委托技能来处理家庭和事业的各种期望和责任。

---

① 工作溢出效应：指当人们在家的时候，所有的对工作和事业的担忧。
② 积极的自我对话：个体对自己进行积极、鼓励和支持性的内心对话或自我陈述，有利于提升自信心、自尊心和动力，更好地应对挑战和困难。

三十一
有人叫她"大西洋底来的人"

上午九点多了，小区里的热闹景象也慢慢平静下来，该上学的去上学，该上班的也去上班了。

已经做了五年全职太太的小倩也进入第二道程序了，把家中的脏衣服扔进洗衣机里洗一下。

洗衣机滚动的时候，小倩才终于可以坐下来歇歇了，她给自己倒了一杯水，大口大口地喝下，微微缓解了一下疲惫。

小倩坐下后，想起前几天大学同学聚会的情景，既伤感又气愤。男同学先不说，许多女同学也是个个事业有成，意气风发，只有自己一人做了全职太太。虽然大家嘴上说羡慕自己，可是其中的心酸只有自己知道。

家里活看似轻松，实际比上班还累。平时根本没有事业的概念，精神懈怠了，又没有社会地位，有同学开玩笑说只有她是"大西洋底来的人"，就说明了这一点！

很快，下午放学的时间到了，又要去幼儿园接儿子了。

"小倩，你好啊！"幼儿园门口的阿婆阿叔不少都跟小倩很熟络了。

"小倩，今天小菜场的辣椒不错，价格也灵的，等会儿我们一起去买点。"一位阿婆热情地招呼着。

"不去了，谢谢！"小倩客气地回着。

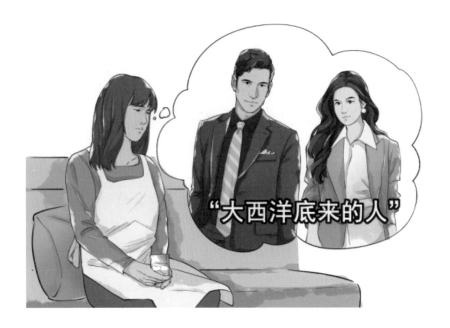

"大西洋底来的人"

　　把儿子接回家后，心情稍微好了一些。在洗手的时候，小倩抬起头认真地照了照镜子。很久没有这么好好地照过镜子了，看着镜中的自己，有种熟悉的陌生感，小倩又伤感了起来。现在不上班，也不爱打扮了，曾经也是个小美女，现在已经变成"黄脸婆"了。

　　"不行，这算啥名堂，没有社交，没有社会价值，生活圈子小到只有孩子和家。整日里跟这些阿姨叔叔们打交道，我彻底毁了！老公晚上回家，好好聊聊，我不要做全职太太，我要做职场太太！不过，老公这关难过……要不我先斩后奏……"

　　"沈主任，下午方便吗？我有个事想听听你的意见。"因为小倩是全职太太，所以和沈主任自然就很熟悉了，再后来她们就以姐妹相称了。沈主任为人真诚，见多识广，每当小倩遇到自己拿不定主意的事，总会想到听听她的意见。

　　"行啊！今天比较空，要不下午两点左右你过来，我请你喝杯咖啡。"沈主任在电话里爽快地回着。

下午两点，小倩准时到了居委会。听着小倩的诉说，沈主任脸上的笑容一点点消失，越发凝重了起来。

"小倩，这事你可要慎重！你是一个大学生，要重新走向社会，打拼一份属于自己的事业，我完全理解！但你不能不考虑你老公的想法啊！还有，家庭后勤这一块如何安排？我建议你一定要和他好好沟通，两个人好好商量。否则，我担心……"沈主任说得非常认真。

"好的！好的！我知道了，你放心！谢谢！"一眨眼，下午四点了，小倩离开居委会又去接孩子了。

晚饭后，小倩郑重其事地说了自己的想法。

"啥意思，小倩你真的要去上班？"老公用质疑的语气问着。

"当然！"小倩回着。

"婚前不是约定过的吗？我在外赚钱，你负责家里，你可不要失信啊！再说了，你都脱离社会这么久了能干啥，能有公司要你吗？"小倩老公非常不屑一顾。

"那时是小姑娘，被爱情冲昏了头脑。现在我觉得让我做全职太太，对我非常不公平！我也要有属于自己的人生。每天围着无休止的家务……"小倩的口吻也开始强硬了。

"那好！小倩，丑话我放在这里，如果你真的要出去工作，我们先把婚离掉再说！"小倩老公强势地说。

"没想到你这么自私，只考虑自己！"小倩真的生气了。

"帮帮忙！你不讲信用，也不要怪我翻脸！"小倩老公也越加气愤。

夜深了，夫妻俩吵架也吵累了，第一次开始分房睡。小倩气得晕头转向，只记得老公的最后一句话是："真要离婚去法院，民政局我不去的！"

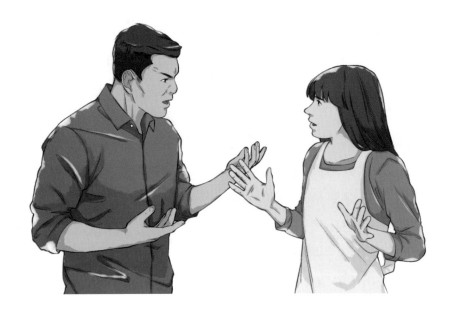

　　小倩越想越火："为了老公和家庭,选择在婚后做一个全职太太,每天打扫卫生、洗衣、做饭、照顾小孩,生活圈一天比一天小,与社会也脱轨了。没想到老公如此自私,跟这种人必须离婚!"

　　没想到小倩老公上班时也在发牢骚:"结婚时讲好的! 她管内我管外,现在好啦! 想要失信? 好的,好的,法庭上见!"

　　大吵小闹地又过了一段日子,这天,小倩脸色苍白地告诉沈主任,她要找律师事务所,请帮忙推荐推荐……

心灵解码艺术

通过"简述语意技术"①把当事人的主要言谈、思想加以综合整理后再予以反馈,使其有机会再一次审视自己的困扰,深化自我认识,从而促进领悟。

许多家庭主妇与社会脱节,失去人际氛围,失去展示自己的欲望,疏于形象管理,经济不独立,情感依赖,滋生不安全感,在婚姻中感到自卑、无助和缺乏自主性,并陷入身份丧失、自尊困境和职场困境。

面对诸多焦虑,重返职场不易,在妻子家庭中找不到自己的价值,"人际本能"②和"群体本能"③受到限制,自我怀疑和敏感脆弱成为心理机制的一部分,可造成一种补偿行为,把注意力放到丈夫身上,时刻关注丈夫的情绪和态度。唯一有价值感的就是实现对丈夫的控制,但这反而使她们受到更多的拒绝和伤害,导致亲密关系出现危机。在童年时由于父母明显的情感距离和不稳定的相处状态,造成低价值感和低自尊感心理反馈的女性,更容易陷入这种局面。

已习得的心理机制是可以改变的。家庭主妇需要学会自我关怀和调整心态,建立自我角色认同,重塑与自身的联系,捍卫自己的边界和底线,赢得尊重。以契合自身价值观的方式规划生活,保持人际交往的氛围。另外,更需要夫妻双方彼此理解和包容。

---

① 简述语意技术:把求助者的主要言谈、思想加以综合整理后,再反馈给求助者,使求助者有机会再次剖析自己的困扰,重新组合那些零散的事件和关系,深化谈话的内容。
② 人际本能:是个体与个体之间在互动中发生的一种基本反应和行为模式,希望与人相处、逃避孤独的本能。
③ 群体本能:是个体与群体以及群体与群体的互动中发生的,需要加入一个群体,或者逃离一个自己不适应的群体的本能。

三十二
如此"破窗效应"

当今，脑溢血已不再是老年人的"专利"了。这不，病房里上午刚走了一个四十多岁的，下午就马上住进来了一个五十多的。

下午来的姓王，听护工说他是一家公司的老总，是为了拉业务用脑过度倒下的。据说也是从别的三甲医院转过来的。

幸亏王总损害的部位是大脑的运动区域，所以还能与大家说说笑笑，有时还能在病床上指挥公司的正常运转。

一天下午，正值大家自由活动期间，来了一个高高的小伙子："王总，大家叫我来看看你，要不我们去找个地方聊聊？"

"好的，好的！"王总的心情很好。

不一会儿，王总挂着步行器和小伙子进了电梯，便去了一楼。

不知道什么原因，王总和小伙子在外谈了两个多小时也不上来，就连放在王总床头的一盘晚饭都冷了。

到了傍晚六点左右，王总和小伙子终于坐着电梯上来了。奇怪的是王总进了病房后也不吃饭，只是默默无语。

"王总有啥事？我看你上来后心情不好？"旁边病床的老李好心地问。

老李是一家公司退休的会计，王总来了以后很快就和他成了好朋友。

"再说，再说！"王总敷衍着。

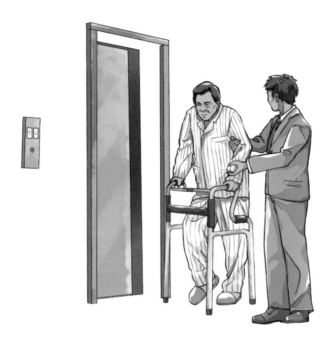

过了几天，老时间，又来了几个人，拎着水果、牛奶，也是王总公司的同事。不一会儿，王总又挂着步行器和这几个人出去了。

同样，王总和几个人在外又谈了许久，听护士说看到他们好像发生了口角。

到了傍晚五点半左右，王总才坐着电梯上来。这次王总进了病房，更是一副咬牙切齿的模样。

"王总到底有啥事？我看你不对头啊！你是私营公司老板，退休前我是国有公司的会计师，管理都懂的。老哥你不要急，咱两兄弟商量商量！"旁边病床的老李说。

"唉！老李，你不知道，这家公司是我一手打拼出来的，这次也是为了公司的业务，没日没夜干才倒下的。现在其他股东要我让出一把手的位子，否则他们就要退伙！这不是逼人吗？上次来的是公司秘书，今天来的是公司的另外几个股东。他们还说我就是一块破碎的玻璃，要尽快换掉，否则会有损公司形象，会产生'破窗效应'的！"

王总气愤地说。

"王总,不要气！千万不要气！很正常,社会非常现实与残酷的。得了这种毛病,心态一定要好,想穿点,身体第一！"老李在边上耐心地劝着。

晚九点,病房熄灯了,王总实在睡不着。他想起很多年以前他在读大学时,老师讲授过:"破窗效应"是指一个房子窗户破了,如果没有人去修补,隔不久,其他的窗户也会莫名其妙地被人打破。

窗外,空中挂着让人思绪万千的残月,王总实在欲哭无泪……

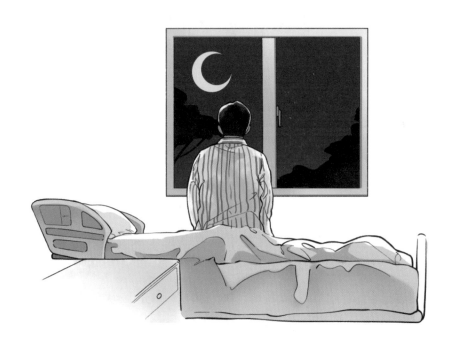

心灵解码艺术

首先顺应患者的思考方向，认真体会患者的感受与想法，让患者感到被支持、被了解，然后协助患者觉察未觉察或逃避的想法与感受。

脑溢血患者由于身体功能的丧失或减退，失去了原有的社会角色和价值，可能面临社交活动减少和人际关系变化，这种"社交隔离感"①导致患者感到自卑、失落和孤独，甚至产生自杀念头。

重视患者心理"复原"②，帮助患者进行心理适应和调整，可使患者从疾病的负面影响中走出来，在态度、价值、感受、目标、技巧、角色等方面发生改变，能更好地应对疾病带来的各种变化。使患者接受疾病只是生命的一部分，即便是"带病生活"，依然能获得生活的希望和生命的意义。

---

① 社交隔离：个体主动或被动地缺少与他人及社会的互动和联系、缺少有意义的社会关系与社会支持，导致个体社会网络缩小或消失的不良结果的状态。
② "复原"理论：个体在危机中积极应对的过程，最终能够克服障碍，继而重构生活，适应疾病。

三十三
老爸威武

一天,某公司出了一条爆炸性新闻:"技术科科长郭工在研究专利数据时突然倒下,脑溢血!"不出几天,公司里及郭工居住的幸福小区里,各种评论满天飞。

"作孽! 才五十岁! 怎么办?"

"问过医生,肯定会半瘫的! 他的儿子才上高中,怎么办!"小区里的人都为他担心着。

"郭工刚评上高工! 他呀,脑子里只有工作,死要事业!"

出事后,郭工马上被某三甲医院神经外科收治。

手术很顺利。过了一段时间,郭工被护工用轮椅推进脑神经锻炼中心"精细锻炼室",进行末梢神经锻炼。

郭工在"精细锻炼室"尝试拼命锻炼,但没有一丝进步;几米之外,也有一位患者在默默地使劲,可惜也是毫无进展。

当天下午两点钟,一位干部模样的人急匆匆地走进了住院区,她是热心的居委会沈主任。

"是郭工吗? 目前身体情况怎么样?"摸到了郭工的床位,沈主任看到郭工正醒着,便马上关心地询问。

"沈主任,你怎么来了?"郭工很意外。

"你平时待人热心,不知道帮了大家多少忙。听说你病了,我们都很为你担心。怕你接受不了,就先来医院看看你!"沈主任关切地说。

"唉！沈主任，我废了！医生也说了，我是半瘫！"郭工的双眼无神，面露痛苦地说。

"我知道你很难过，我们大家都会支持你、尊重你，并愿意为你提供力所能及的帮助。生活总有起伏，身体的限制并不意味着'没用'，要慢慢学会接纳自己。"沈主任用一种非常关心的口吻安慰着、关心着。

接着，沈主任坐在床头，一边给郭工剥着香蕉，一边鼓励郭工要坚持锻炼，好好养病。

半个小时过去了，郭工目送沈主任走后，看看自己的身体，他还是很伤感。

这天下午三点后，大家都去锻炼了，隔壁八床也去了。

过了一个小时，八床又回来了，估计是拿手机。他看到郭工一个人躺在床上黯然神伤，看看病房里无人，便关心地问："郭工，你怎么不去锻炼？一个人躺在床上，两眼直呆呆地看着天花板，在想什么？"

"脑溢血了，半瘫了，我废了，什么都没了！我在想出院后我怎么面对社会，到底是会面临生存还是死亡？"郭工目光呆滞，痛心地说着。

"哎哟，郭工，跟我出去锻炼锻炼吧！莎士比亚的台词先不要去研究了吧！"八床笑着说，"想开点，在这里哪个不是脑溢血的？至少你还没死！而且能说会动！"

"哟！八床，听下来，你也挺有文化的。可是你换位思考一下，病前，我好歹是一个高级工程师，是国企专家。现在我什么都不是了，接下来面对的是病退！"郭工沮丧地回着。

"不急！急了又如何？跟我去锻炼吧！"八床再一次笑着说道。

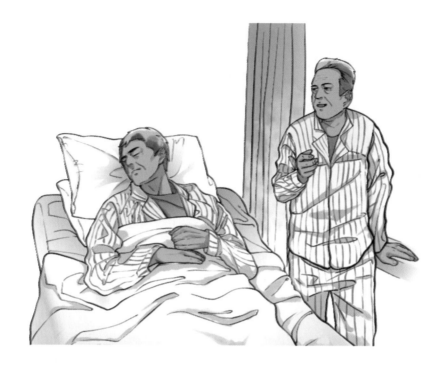

在八床的开导下,郭工非常勉强地跟着去锻炼肢体了……

几天以后的一个中午,郭工第一次主动去找八床了:"八床,你是什么时候脑溢血的?"

"六个月前吧。"八床简单地回着。

"刚入院时你是什么心态?"郭工诚心地问。

"唉!刚脑溢血时我也想过去死!一刹那!可后来又想:去死了又如何,脑子又没坏!好好的,说明我大限未到,阎王是不会收我的。那天我看到你一个人躺在床上,呆呆地看着天花板,我完全理解。"八床半开玩笑半当真地说。

"郭工,听我的,不要胡思乱想。你、我已经死过一次了,怕什么!大不了换种方式去重新打拼!当然出院后,你也会面临重新适应社会的挑战。"

半小时后，郭工慢慢回到了自己的床位，有点心潮起伏。想到沈主任和八床说过的话，他自问："今天怎么午休失眠了？生病后怎么第一次有了一些激情？"

又过了一会儿，因为半瘫，郭工一只手发微信不方便，所以他干脆直接打电话给他儿子："以前我和你一起在上海书城买的那本书还在吗？下次来医院给我带过来！"

"什么书？"郭工的儿子确认着。

"海明威的《老人与海》！"郭工清晰地回着。

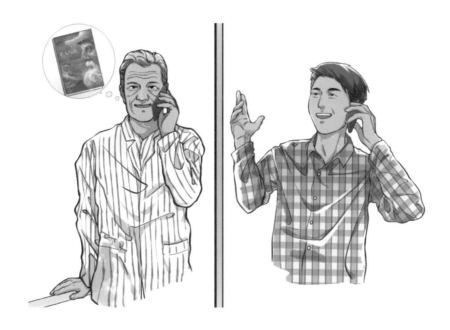

"知道了！老爸！今天是我这段时间最高兴的一天！我要说：老爸威武！老爸，你让我骄傲！大家都知道的，要看这书意味着什么！"手机那边郭工的儿子激动地叫着。

心灵解码艺术

给予理解、支持和鼓励，让患者明白对自己能力和效率的乐观信念可以获得很大的回报，增强"自我效能"①，并找到"内部控制点"②，通过努力加坚持获得重生。

脑溢血患者常难以接受角色的转换及残疾的事实，感到无法掌控病情的发展，应对疾病的信念不断降低，康复信心和自我效能下降。然而康复过程往往漫长而艰辛，需要患者付出大量的努力和耐心。这个过程也可能产生期望与现实之间的落差，给患者带来巨大的心理压力。来自家庭和社会的期望，也可能使患者感到更加焦虑。

心理支持对于患者康复至关重要，有助于患者克服心理困难，增强康复动力，主动完成对疾病或行为、角色、心情的管理，做好长期应对疾病、管理自身疾病的心理准备，获得个体重建。

---

① 自我效能：是指患者在面对疾病时的康复自信心，自我效能感越高其自信心越强。
② 控制点：人们更常认为自己是命运的主宰者，还是环境的牺牲品？这个维度叫作控制点，认为自己的命运是由自己来控制的被称为内部控制点；认为机会和外部力量决定了自己命运的被称为外部控制点。

第四章

身心健康，温暖晚年

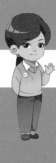

"小巷总理"的困惑

　　"小巷总理"时常穿梭于小区的弄堂中,关心着家家户户的和谐与老年人的健康,化解可能出现的各类矛盾与冲突。社区里的老人,有的子女为财产反目,有的婆媳矛盾升级,有的行为古怪反常,有的痴迷保健品,有的丧偶独居……"小巷总理"应该如何理解这些事件背后的本质和根源,及其与老年人的心理特征和内心需求之间的关系,从而找到解决这些问题的关键?

　　帮助老人适应改变,提高生活质量

　　老年期进入了生命的一个特殊阶段,它既是积累的沉淀,也是智慧的凝结。然而,随着年龄的增长,老年人的生理功能日渐衰退,社会角色和地位发生改变,人际交往圈逐渐缩小,加上慢性躯体疾病的困扰,可能会产生各种心理对抗,面临各种心理挑战,如孤独感、失落感、无助感等。这些心理问题不仅影响老年人的生活质量,还可能引发身体健康问题,最终会形成一个恶性循环,导致身心健康问题加剧。

三十四
我给老头子吃的是牛肉

那年，老姚生病了，住进了医院。

旁边床位是位老人，估计是重病吧，这段时间不少人前来探望，平时还是以三个儿子轮流照顾为主。

"老头子，今天想吃什么？"今天是老大来照顾的。

老人摆了摆手，又睡了过去。

晚上，老二来了，他负责陪夜，在交接时老大冷淡地对老二说："我给老头子吃的是牛肉。"别的再无话。在旁人看来，他们似乎彼此视对方如路人。

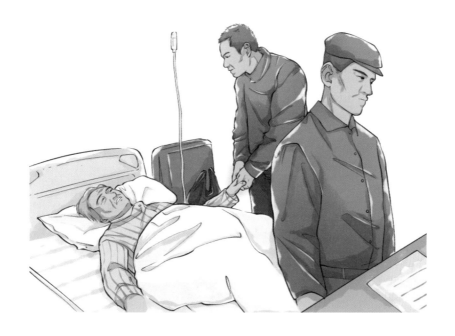

老二好像比老大活络,深夜时还能与值班的护士在走廊里聊上几句。

清晨,老三来了,和老大、老二一样,彼此不啰唆。

老姚是个经验丰富的老律师,几天下来对隔壁老人的家境也略知一二。

一天下午又是老二照顾老人。

"听说你是律师? 有名片吗?"老二客气地问老姚。

"进医院我不带名片的,这样吧,写个手机号码给你,出院后有事可以找我。"老姚边说边把手机号码写了下来。

一天晚上,老人走了。过了几天,老姚也出院了。

一个多月后的一天,手机响了。

"是姚律师吗? 我是你住院时隔壁床的那个老二,还记得吗?"

"记得,记得,有事?"老姚客气地问着。

"姚律师,你哪天方便? 我来你所里咨询一下!"电话里,老二这么说着。

"行啊! 明天上午来吧,地址是……"

第二天的一大早,老二就到老姚的事务所了。

"姚律师,你恢复得如何?"

"还行! 按时吃药吧!"姚律师苦笑着说,"老二,今天什么事?"

"是这样的。我家二老都走了,也没留下什么遗嘱,所以我们三个兄弟都想彻底把家分了。我也想把财产弄弄清爽,所以就把父母留下来的财产罗列了一下,也包括这次我父亲住院,我们三个兄弟的支出。想请姚律师帮我看看。"老二认真地说。

"不客气! 不客气! 清单拿过来我看一下。"老姚非常认真地浏览了老二递过来的材料。

"老二，清单我看了，我觉得你做事非常细致。不过估计你对诉讼是不了解的，清单里许多内容法院是不会支持的。"老姚笑着说。

"比如，这次老人住院，你们三个兄弟先后买过猪肉三斤、牛肉两斤……是不是计算得太精细了？"老姚律师一边说一边摇头，"还有，每次来医院的出租车费，法院可能也不会支持的……"

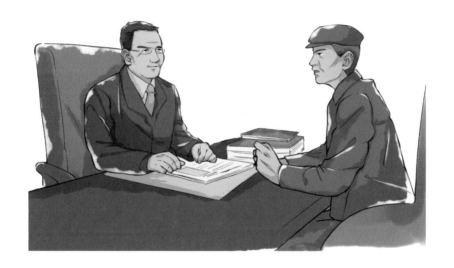

时间一晃到中午了，老二说："姚律师我走了，一旦上法院一定会来请你的！"

"好的！好的！到时联系。"

老二走了，看着他逐渐远去的背影，老姚自言自语地感叹："这样锱铢必较，兄弟之间还能相处得好吗？老人生前的生活质量估计也……"

心灵解码艺术

在足够尊重当事人的基础上,适时采用充满理解、真诚的"面质技术"①帮助其进行自我检测,引导其认识自己的优缺点与限制,觉察自己的矛盾,促进改变。

从精神分析的视角来看,吝啬可能是个体早期人格发展不良的产物,在"肛欲期"②如厕训练中受到的创伤,使"自我"③的自主性受到挑战和压制,向内退缩。由此可能导致心理功能的固着,形成肛欲期人格,表现为过度节俭和吝啬的行为。

吝啬的生存方式也可能是基于不安全依恋模式,如果个体在婴儿期受到忽视和母爱匮乏,他们会深深地感到周围世界的不友好和不温暖,这种不安全感和不信任感会导致极强的防御心理,使他们格外关注资源和利益,只有通过计较和争取来掌控全局,才能确保内心满足。此外,狭隘的家庭环境或只通过社会比较来衡量自己的成功和价值的个体,使他们对得失更加敏感,形成斤斤计较的个性,认为只有在计较中占据优势,才能证明自己的价值。

识别并理解自己潜意识中的压抑情感,接纳自己,认识自己,并不断地修正自己,增强自主意识,调节和克服狭隘的心理状态,培养自信心和安全感,才能真正地改变自己。

---

① 面质技术:是指咨询者协助当事人觉察自己的矛盾,看到信息与信息间的关联,而对问题有进一步的了解,甚至产生顿悟。

② 肛欲期:通常从 18 个月到 3 岁左右,这个阶段的幼儿已开始有自我意识,试图通过排粪、排尿等生理现象来对抗环境,建立自我意志。

③ 自我:分为主体我(I)和客体我(me),亦称自我意识或自我概念,是指个体对自己已经形成的心理特点和正在发生、进行的全部心理活动的认识,以及自己与外界事物相互联系的认识。

三十五
病人需要永远的鼓励

"老头子，你知道吗？住在六楼的老杨出事了!"楼下王大妈边吃着晚饭边跟老伴说。

"是吗？啥事?"

"我也是刚刚知道的，老杨在医院已经住了一个月了。听说他是突然倒下，脑溢血!"王大妈惋惜地说。

"是吗？这毛病很凶险的，不少人当场就走了!"王大妈的老伴紧张地说。

"可怜! 可怜! 老杨我知道的，很热心的，老大学生，搞程序的，小区有啥事，他都会去帮忙的。还好! 命保下来了! 阿弥陀佛……"王大妈的老伴是信佛的。

一天下午，一辆中型黑色面包车慢慢地驶进小区，居委会沈主任也在小区门口，帮忙指挥着进出车辆。

"老杨，你回来啦!"小区的门卫激动地问候。

只见面包车里下来几个小伙子，轮流把已是半瘫的老杨艰难地背到了六楼。

"老杨残废了!"只半天，整个小区都知道了。那怎么办？他老婆身体也不好，女儿一家又住得远，怎么办？大家都为老杨操心。

一周以后，一个操着外地口音的男子敲开了老杨的家门。"请

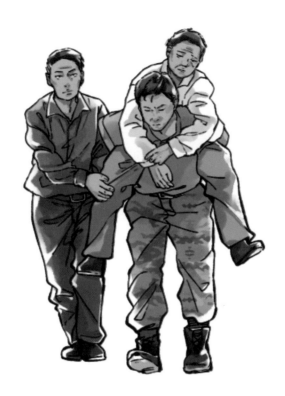

问,是老杨家吗?"

"你是孟师傅吗?"特意回来照顾老爸的老杨女儿问。

"是的,是的!"孟师傅点了点头。

孟师傅是老杨爱人找来的,听说以前就是苏北一家医院里的护工,据说特别擅长照顾脑溢血的病人。

没想到晚上,居委会沈主任和残联干部也登门拜访了:"老杨,你千万不要丧气,脑溢血现在太多了,你不算最严重的。记住:你首先要在精神上站起来!你一定要相信,社会是不会抛弃你的,我们都会帮助你的……"

在家康复就是锻炼。第一步,就是要坐起来。

"老杨,不要急,每天上午半小时、下午半小时床上锻炼。"孟师傅安排着。

"好的! 但腿很痛,又没有进步,而且半瘫了,生不如死啊!"老杨心情非常压抑。

"老杨,想开点! 每个人都有这样、那样的劫难,心态好点。"孟师傅开导着。

"说说容易! 我住院期间结交了不少病友,谁来关心他们? 他们都已做好离婚甚至自杀的心理准备。还谈什么尊严、心态好? 不谈了!"老杨又在说泄气话了。

一个月过去了。

一天,孟师傅在帮老杨进行下肢康复时,突然发现老杨的腿部神经有反应了!

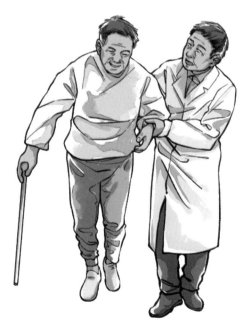

"老杨,你看,你的小腿在动!"孟师傅高兴地叫着。

"是的! 是的!"老杨出院后第一次眼里有了光。

第二天开始,老杨有精神了:"孟师傅,锻炼时你放点音乐!"

"好嘞!"孟师傅应和着,家里从此经常萦绕着歌曲《水手》那激昂而有力的旋律了。

从那天开始,老杨与孟师傅的话一天比一天多了。

"阿姨,阿姨,你看! 你家老杨一个人能去厕所了!"一天,孟师傅又叫了。

"是的! 是的!"老杨爱人的眼睛里闪着泪花。

一个星期天的下午,老杨在午睡,孟师傅叫老杨爱人和女儿坐下来谈谈:"几个月下来,大家已经很熟了。根据协议,还有三个月我就要回老家了,苏北家里也有不少事。通过几个月的康复,老杨的进步不少,你们……"

此时,居委会沈主任也正好来看望老杨,也一起坐了下来,并嘱咐道:"病人的心理康复也很重要,作为病人的家属,你们一定要有永远鼓励病人的理念,同时要尽可能多地陪伴他,这对病人的康复是极其重要的! 也是我这几年接触这类病人的体会!"

老杨爱人和女儿不停地点着头。

三个月后,老杨一个人扶着扶梯可以从六楼走到一楼了,在家里用一只手竟然可以在电脑上重新编程序了。老杨又开始重新融入社会了,一家人不用说有多激动。

过了几天,孟师傅要走了。晚上,四个人一起品着茶,老杨说:"孟师傅,我的身体这么有进步,真不知道该怎么谢你。尤其是要感谢你,教给我们照顾病人的心理学知识。我有个想法,请你不要打断我的话,这是我全家的心意:第一,你坐飞机回连云港,机票由我家买;第二,听说你儿子在攒钱买笔记本电脑,我的这台不错的,就送给你儿子了;第三,走的那天,我爱人和女儿送你去机场!"

夜深了,老杨与孟师傅似乎还有说不完的话……

心灵解码艺术

运用"共情技术"①,设身处地、感同身受地体会患者的心理世界,感受他们的思想和感觉,给予心理关怀,鼓励家庭成员与患者一起坚定信心、克服困难,重新适应生活。

突发重大疾病,患者在面对疾病的冲击时,将经历一个复杂的心理过程,包括:震惊、退却、否认②或不相信,悲伤、哀痛或压抑,敌视和愤恨,适应。患者在发病初期难以接受现实,不愿意面对自己的病情;继而开始意识到疾病可能带来的严重后果,从而产生焦虑和恐惧心理;对疾病的发生感到不公平,对无法掌控自己的生活感到无助和失去独立性,产生愤怒和沮丧。

家庭成员的态度对患者的康复有重要影响。家人需细心照料,耐心鼓励患者内心情感表达,宣泄愤怒、软弱和无助,用温和关切的语调传递理解,给予患者康复的信心和勇气。

---

① 共情技术:是指咨询者一边倾听来访者的叙述,一边进入来访者的精神世界,并能设身处地、感同身受地体验这个精神世界,然后跳出来,以语言准确地表达对来访者内心体验的理解。
② 否认:是一种心理防御机制,它指的是个体有意识或无意识地拒绝承认那些使人感到焦虑、痛苦或不愿面对的事件,将其当作从未发生过或不存在,以此来逃避心理上的不适和痛苦。

三十六
"没规矩"的儿媳妇

小李夫妇是对恩爱小夫妻，新婚不到一年。

这天是星期天。

"老头子，今天天气不错，也没啥事，上午我去儿子家看看，吃过午饭再回来。"小李的妈妈跟老头子说着。

"知道了!"老头子只管听他的秦腔。

"快起来! 快起来! 我妈电话来了，中午过来吃饭!"小李着急地催着老婆。

"哎哟! 昨天加班到晚上十点，今天又要加班! 公司临时要赶进度，累死了! 今天我就什么都不干了! 下午三点我还要去上级公司报数据!"小李的妻子——小夏终于起床了，打了一个大大的哈欠。

"家里冰箱里的东西不少，你不要去菜场了，烧一烧就可以了。喔! 还有条鱼!"小夏匆匆忙忙地去了洗漱间。

十一点，小李的妈妈来了。

"妈妈，今天怎么来了?"小李边帮妈妈拿拖鞋边问。

"今天天气不错，也没啥事，我过来坐坐! 再说，这阵子我还没有过来看过你们。"小李妈妈笑着回答。

"妈妈，你来啦!"小夏正好化完妆从洗漱间里出来，打完招呼就打开了桌上的电脑。

"你好，你好!"小李妈妈的眼睛里掠过一丝不悦的神情。"怎么回事？这儿媳妇这么晚才起床，还只管自己弄电脑，也不陪陪婆婆？真没规矩……"小李妈妈心里在想着。

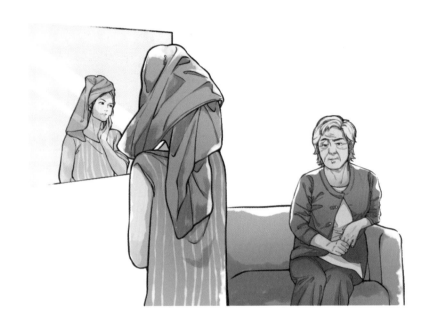

"儿子，我来，你随便弄一点！"小李妈妈边说边走进了厨房间。

"没啥！没啥！我烧几个你喜欢吃的菜。红烧肉、炒大蒜、烤麸、炒青菜、番茄蛋汤……"小李说得妈妈一脸笑容。

笑着，笑着，小李妈妈的笑容渐渐没有了：怪了！我儿子在忙东忙西，你这个媳妇怎么也不过来帮帮忙？你只知道玩电脑！我儿子讨回来的可是老婆啊！又不是菩萨！

十二点了。"老婆，开饭了！"小李高兴地喊着。

"灵的！灵的！这么多菜，还有清蒸鲈鱼，我都欢喜的！"小夏过来后就啧啧地表扬着。

遗憾的是，小夏有时也是个"心理大老粗"，根本没有注意到婆婆脸部神情的变化。上桌后，这个媳妇打过招呼，便开始享用自己喜欢的清蒸鲈鱼。只有小李注意到了妈妈情绪的变化。

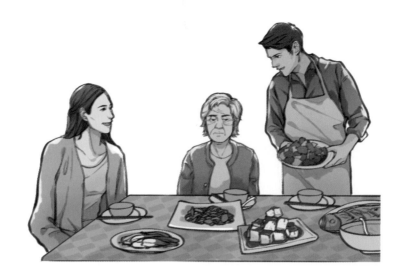

"妈，你吃菜啊！"看来小李还是个孝顺儿子。

可是小李的话，他妈根本不想听。小李妈妈轻轻地把筷子放了下去。

"小夏，小李是我们家的宝贝，你也是你们家的心肝。但凡事有个公平，今天我怎么只看到小李在干活，你怎么什么都不干的？"小李妈妈退休前是做老师的，说起话来是一套又一套。

小夏听后一下子反应了过来，大声说："小李，饭后碗筷你不要碰，我来洗！我希望我不说第二遍！"话锋相当不客气。

她是公司的部门经理，真的较起劲来也不省油！

这下子小李尴尬了，他小心翼翼地对妈妈说："小夏是因为最近工作太忙了。"

媳妇嫁进门后，小李妈妈大概是第一次领教了她的厉害。过了一会儿，小李妈妈突然站了起来："小李、小夏！我走了，今天给你们添麻烦了。"

小李妈妈穿上鞋便愤愤地走出了家门，心想："哎，这个傻儿子，还帮媳妇说话，眼里根本没有我这个妈……"

心灵解码艺术

以客观中立的态度倾听当事人的倾诉，帮助双方认识婆媳矛盾的主要根源和理性关系，建立理解和共情，保持尊重和宽容，设立边界和角色，促进沟通和谅解。

婆媳关系的核心不是婆媳两个人的关系，而是一种特殊的"三角关系"。儿子是母亲最重要的情感寄托，儿子一结婚，母亲潜意识里就有种巨大的丧失感和恐惧感，很容易和儿媳展开一场"争夺战"，但被争夺的男主角往往会选择逃避。

婆婆可能会处在"客体关系理论"①中的"内摄性认同"②之中，会无意识地以曾经婆婆对自己的方式对待儿媳。当儿媳产生与自己当年同样的体验，婆婆就觉得自己被理解到了。

如果儿媳在原生家庭中与母亲关系不好，把对母亲的不满都投射给了婆婆，会在潜意识中把婆婆变成内在的"假想敌"，两者形成对抗关系。此外，婆媳间也可能产生防御性回避，彼此隔离，关系疏远。

婆媳关系是对夫妻关系的挑战，被夹在中间的儿子和丈夫必须承担起责任来。妻子要理解丈夫的特殊角色身份，两人共同用爱和智慧来化解婆媳冲突；婆媳间应保持边界感和主动性，为了"共同所爱"和睦相处。

---

① 客体关系理论：是精神分析学的一个重要分支，它起源于弗洛伊德的精神分析理论，客体关系理论侧重于研究个体如何通过与重要他人（尤其是早期母婴关系）的互动来构建内心世界，以及这种关系如何影响个体的情感发展、人际关系和自我认同。

② 内摄性认同：指个体将外界环境（尤其是重要他人，如父母、教师、偶像等）的价值观、信念、行为模式或情感状态纳入自我概念中，使之成为自我认同的一部分。这一过程不仅仅是简单的模仿，更涉及深层次的情感共鸣与心理内化，是个体心理发展和社会适应的关键环节。

三十七
过分"关心"的邻居大妈

最近楼上的小吕累死了,整天没日没夜地在电脑上忙着做数据分析。

原来小吕接到了一个比较复杂的涉外市场的调研项目,应该算大单子了吧。但是由于客户提供的数据材料又多又杂,还有时间上的要求,所以小吕不得不把所有材料的复印件统统扔进拉杆箱,天天带去公司核算、分析市场数据,晚上还要把资料带回来在电脑上做文本。

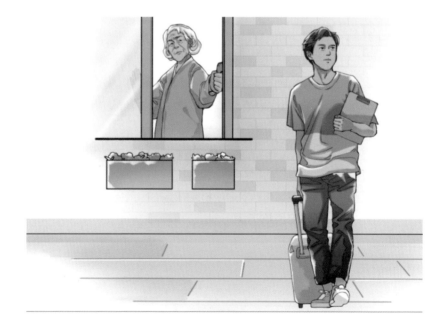

"老头子，吃早饭了！"邻居蒋阿姨买菜回来叫着。

"老头子，你发现吗？楼上小吕最近挺怪的。你看，人家公司职员个个西装笔挺，只有小吕天天拉一只拉杆箱上下班。滑稽！一点腔调也没有。"蒋阿姨的话里有讽刺的味道。

"关你什么事！瞎操心！"老伴儿对老太婆的这种爱聊"东家长西家短"的癖好一贯反感。

一眨眼，就过去两个星期了，楼上的小吕依旧天天拉一只拉杆箱上下班，就好像他天天要去出差一样。

"老头子，你看！今天是星期一，楼上小吕又一个人拉着拉杆箱去上班了。老头子，我在想，小吕会不会早就被炒鱿鱼了，说不定他早就换单位了？"蒋阿姨又开始猜测着。

"关你啥事？少管闲事！你是不是太闲了？"老伴儿不耐烦地说。

"我一看到楼上这个'小赤佬'就讨厌！去年他大学一毕业，我就看他非常不顺眼。天一下雨，他就拦出租车去上班，算他工资高死了！讨厌……"蒋阿姨回怼道。

"帮帮忙！我看人家蛮好。讲穿了，你就是妒忌人家。你再这样下去，你自己的内心都会变得扭曲了，对你身心健康也是很不好的！"老伴儿语重心长。

市场研究是为实现信息目的而进行研究的过程，包括将相应问题所需的信息具体化……所以说也非常专业。又过了一个星期，楼上小吕的项目客户又增加了不少新的要求，这下小吕又开始了新的工作，更加辛苦了。

蒋阿姨依旧斜着眼睛睨视着小吕，心里嘀咕：每天拉一个拉杆箱进进出出，不晓得算啥腔调……

又过了一个星期，蒋阿姨突然发现有好几天没见楼上小吕的身影了,奇怪! 这天早上,蒋阿姨在菜场排队时碰到了小吕的妈妈。她赶紧打听,小吕是不是下岗了? 小吕妈妈的一番话,让蒋阿姨浑身不舒服。

小吕妈妈是这样说的:"做市场分析很辛苦的! 我们家小吕已经忙了一个月左右了,经常拖着拉杆箱回家加班。不过这次他好不容易把项目顺利完工了,还赢得了外国客户的认可。老板这几天特别高兴,奖励他去东南亚旅游了,大概要休息半个月左右了吧。还听小吕说,这次旅游回来,他就要被公司提升为部门负责人了!"

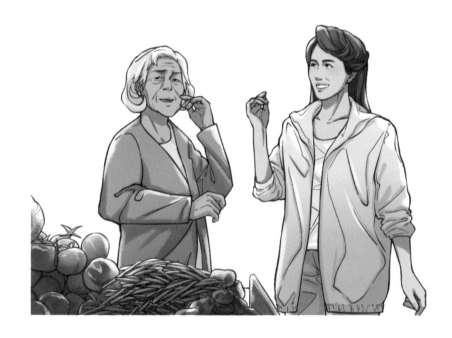

蒋阿姨听小吕妈妈这么一说,只能鼻头一捏,恨不得马上去别的摊位……

看着蒋阿姨的背影,小吕妈妈无奈地摇摇头,自言自语:"这老人的心理啊,唉!"

心灵解码艺术

充分理解和尊重老年人的人格、文化取向、生活态度、世界观与人生价值观，积极关注其言语和行为的积极面，循序渐进地引导老年人进行自我探索、觉察和重塑。

嫉妒是分远近的，人们常会嫉妒那些年龄相仿、地位相似、出身背景或教育经历相似的身边人。嫉妒很可能源于未满足的童年需求，如"好母亲客体"①的长期缺失导致婴幼儿内心深处的极度不安全感。长大后，每当童年那种被忽视、被贬低的记忆被唤起，内心就充满了恐惧、挫败和无力感，并发展出一种"反向形成"②的特殊的心理防御机制，间接地表达对"坏母亲客体"的无比怨恨，形成强烈的嫉妒心。对那些与自我相关程度高的事物或渴望拥有、实现的事情极度敏感，习惯于贬低他人以满足虚荣心和攀比心，用强烈的自尊心来支撑自己的尊严，掩饰内心的自卑和愤怒。

嫉妒也是人的生存本能，正视自身的嫉妒心理，培养成长型心态，转换嫉妒为动力，成就更好的自己。

---

① 客体：指的是被个体投注了情感的对象，这些对象可以是人、地方、物品或幻想。
② 反向形成：是心理防御机制的一种，指人们无意识地把不想要的或引起焦虑的冲动想法和行为置换成它的相反的样子。

三十八
胡阿姨变成了"祥林嫂"

"老王，早上菜买过了吗？今天菜场的菜挺新鲜的。"底楼的胡阿姨跟隔壁邻居亲热地打着招呼。

"没有，胡阿姨。我今天有事，外面吃饭。"隔壁老王简单地回应了一下。

过了一会儿，"二楼宋嫂，早上菜买过了吗？今天菜场的菜挺新鲜的！"胡阿姨又热情地告诉了另一个走过的邻居。

"谢谢！"宋嫂寒暄了一句。

四楼的钱阿姨下来了，在底楼碰到了胡阿姨。胡阿姨又问了："钱阿姨，早上菜买过了吗？今天菜场的菜挺新鲜的！"

"哦哦，知道了。"钱阿姨急着去上班，估计连听都没听清。

过了一个小时左右，小区寂静了。人们有的去上班了，有的去上学了，胡阿姨也没了说话对象。

一天天就这么过去了，小区里的邻居们都早出晚归，对于越来越啰唆的胡阿姨，大家都认为她退休了，人老话多，正常！

夏夜，胡阿姨睡不着觉，一个人孤单地坐在小区的花园里。

"阿姨，这么晚了，还不去睡觉？"巡逻的物业保安热心地问。

"没啥！没啥！睡也睡不着！"胡阿姨随口回着，继续坐着。几只蚊子"嗡嗡"地飞来了，胡阿姨只得摇摇扇子，无奈地回家了。

胡阿姨的老伴姓何，是个老技工，退休后被返聘了，白天基本不

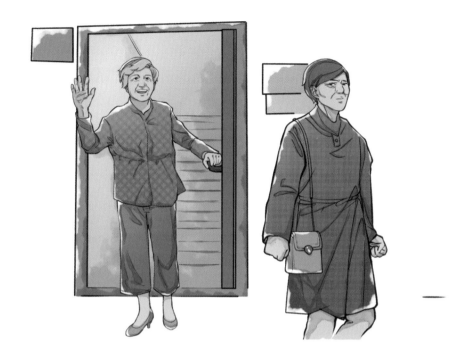

在家,最近却一直没去上班。

"沈主任,今天我看到老何又没去上班,我们要不找他聊聊,看看他家的近况,特别是胡阿姨怎么样,好吗?"居委会的一名社工向沈主任建议。

"好,说去就去。我也听到她们那栋楼的楼组长反映,胡阿姨似乎有点不正常。有一次楼组长挨家挨户发东西,发到胡阿姨家时,无意中发现她非常紧张,手都在抖。"沈主任回道。

"老何,你好! 胡阿姨怎么不在?"沈主任和社工说说笑笑地进了胡阿姨家。

"她出去了! 随她去!"老何皱着眉头回答。

"什么叫'随她去'? 老夫老妻要互相关心啊!"沈主任说着,"我们就是来看看你们老两口的情况的。"

"唉!沈主任你不找我,我还想去找你呢!"老何开始露出伤感的神态。

"三个月之前,我女儿把男朋友第一次领进家门,没想到从此关系就吹了。听女儿说,男方认为我们的原生家庭有问题,从此老太婆就变得神经分分了……"老何深深地叹了一口气。

"小伙子来后,一开始很好。吃饭时老太婆问人家一个月工资是多少?小伙子说他是拿提成的,没有固定工资。没想到我家老太婆认为小伙子没有花头,当时就有点变脸了。人家也是个文化人,吃完饭,打过招呼后客客气气就走了,和女儿吹了。为了这事女儿还与老太婆大吵了一通!后来老太婆就开始失眠,现在发展到一有陌生人来我家,就怀疑别人会和女儿一起鄙视她,就会浑身发抖。相反遇到熟人,她就像祥林嫂一样唠唠叨叨,她还说是为了让别人对她有好的印象。"

"怪不得!"沈主任心里说,"老何!我知道了,你也别着急,我们会帮你的……"沈主任和社工耐心地安慰了老何以后便离开了。

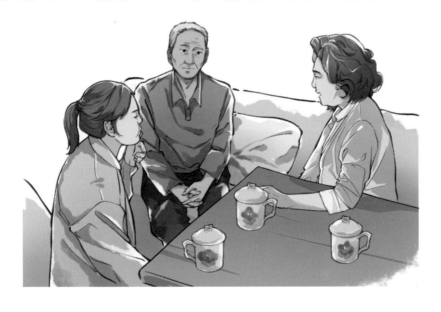

两周后，老何与沈主任一起把胡阿姨领进了一家精神卫生中心。经过初步诊断，医生说："我认为阿姨可能是焦虑症，好在目前还是非常轻度的，不用太着急。我给你们简单介绍一下这个病：有焦虑症的人大概率是难以入睡的，即使躺到床上也会辗转反侧。阿姨好比祥林嫂的行为也是她无意识地想通过讨好和重复，来缓解内心焦虑状态。见到外人紧张和害怕，就是一种典型的焦虑症状了。家人要给予理解和陪伴，一定要配合好治疗方案，会慢慢好起来的。"

回家后没几天，老何就把返聘的工作辞去了，每天早上陪老伴一起去买菜。平时一有机会，老何更会陪胡阿姨参加"一日游"。沈主任也是只要有时间，就和胡阿姨聊天聊地……

三个月后，大家发现广场舞队里又有了胡阿姨的身影。

心灵解码艺术

不做侦探去查清事实，而是尊重、接纳老年人的内心体验并给予心理关怀，帮助其理解"焦虑"的本质是一种自我保护策略，并为其解释他们的焦虑和可能由此带来的失败，有可能使他们放弃使用"焦虑"这种策略。

老年人躯体日渐衰老，机体功能减退，加上对生活的担忧、对健康问题的恐惧，易产生孤独、紧张和忧郁等心理反应，甚至出现猜忌、怀疑、人格偏执等现象，以获得与衰老斗争的"初级收益"[①]。

文中胡阿姨出现了"焦虑症"[②]倾向，除了老化引起的心理变化之外，可能与她先天高敏感人格特质或童年经历有关，也可能是女儿恋情告吹事件激活了她的遗传脆弱性。

如果童年缺乏父母的照顾和关爱，自我价值感很低，易形成顺从型人格，认为获得父母的赞赏比表达自己的需要和感受更为优先。在成年后依然缺乏安全感，觉得取悦他人比表达自己的感受更重要，通过讨好行为塑造让人喜欢的印象。由于胡阿姨的"讨好行为"没能达到被认可和关注的目的，反而遭到嫌弃，致使她的自尊心和自信心严重受挫，产生强烈的失败感、内疚感和罪恶感，害怕被排斥，自我惩

---

① 初级收益：是指某些心理症状本身就是患者解决心理冲突和满足特殊愿望的方式，症状的出现可使内心冲突得到缓解，使特殊愿望得到满足。

② 焦虑症：是一种以焦虑情绪为主的神经症，以广泛和持续性焦虑或反复发作的惊恐不安为主要特征，常伴有自主神经紊乱、肌肉紧张与运动性不安。

罚成了"次级收益"①,这些往往以焦虑症状的形式清晰地表达出来。

　　表达感情会产生明显的生理效果,使焦虑水平下降,家人应多给予陪伴和理解。帮助患者当好"自己的父母",增加自我需求的意识,治愈童年内心的伤害,在习惯、态度和生活方式等方面作基本而全面的改变,才能最终击败焦虑。

---

① 次级收益:是指通过使用防御机制而解除焦虑。比如生病以后可以从外界获得支持、同情、安慰,还可以免除一些义务和责任。这些好处似乎是对生病的"奖励",它会使患者心甘情愿地继续扮演"病人"的角色而不愿康复。

三十九

如此"信息费"

"叮咚！叮咚！"门铃又响了。

"小贺，你来啦！"老徐今年八十岁，老伴几年前已经去世了，只有一个女儿远嫁在外地。

"今天给我带什么好东西来啦？"老徐高兴地把小贺迎了进来。

"大叔，今天给您带来了进口高级保健品。这个药特别适合您，对您的心脑血管、胃肠道都有好处，还能帮助睡眠。我还给您带了许多保健杂志，里面介绍各种保健品和保健仪器，都特别适合你们老年人。没事了您就翻翻看，也可以给您的老年朋友们看看……"小贺是个推销员，特意穿着医生的白大褂，认真地介绍着。

"好的，好的！来，先吃个橘子。"老徐已经非常熟悉小贺了，满眼的幸福。

"小贺，这几天有啥八卦新闻？"

"不要太多噢……"小贺又开始与老徐天南地北地聊着。

一个小时后，小贺准备告辞了。"大叔，我得走了，今天这些保健品原价1 100元，我们自己人，收你1 000元。""好的，好的！"二话不说，老徐立马给了小贺1 000元。

"好的，大叔，下星期见！您自己多注意身体，最近天气冷，多穿点衣服，别感冒了。有啥事可以随时找我，我随叫随到！"小贺哼着小调走了。

小贺走后，老徐非常兴奋，仿佛被充过电一样浑身有劲。他把保

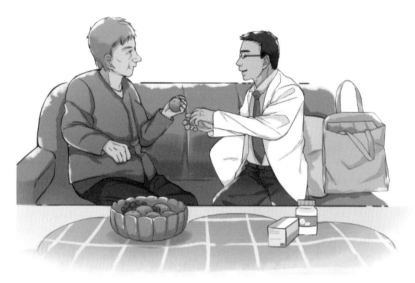

健品一盒一盒搬进了女儿的房间,女儿原来的房间早就成了他的保健品仓库。

过了一会,老徐的手机响了。

"爸爸,在家吗？我要回来一趟。"老徐的女儿小徐在小区外打着手机。

"在,在!"老徐有点诧异,这时间女儿怎么会来。

过了几分钟,老徐的女儿走进了房间。

"爸爸,你身体好吗?"小徐关切地问。

"还可以。"老徐边看着保健品说明书边简单地回答,"太阳从西边出来了! 你怎么回来了?"

"噢,我回家找我的毕业文凭,单位人事科要! 也正好顺便回来看看你。"小徐回着。

"哇! 吓死人! 这里怎么堆了半房间的东西啊! 都是保健品?"小徐打开自己的房间门,看到这情况大叫起来。

"叫什么叫! 是我买的!"老徐轻松地说。

"骗子！骗子！爸爸你被骗了！"小徐激动地叫起来。

"骗什么骗？我看人家比你好！"老徐似乎有点不高兴了。

"你说什么？骗子比我好？"小徐听了也不高兴了。

"当然比你好！你这种女儿有啥用？打你手机经常联系不上的，半年回来一次，能指望你什么？我这样的老头子，谁会关心我？"老徐黯然神伤。

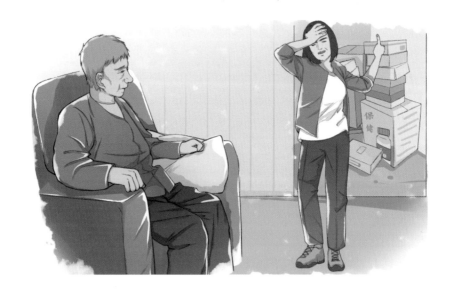

"听好！老头子我现在挺好！人家推销保健品的小贺一周来我家一次，陪我聊天。我总算有了一个交流信息的渠道，我不要太高兴！"老徐一下子心情又好了。

"啊！难怪家里有这么多保健品，你大概一个月开销多少？"小徐瞪着眼睛问。

"瞪我干啥！一个月4000元左右。我一个月的养老金是8000元，一半开销保健品，能保障我的健康，我觉得值！就当一个月开销4000元信息费！"老徐越说越起劲。

"啊！这叫购买信息费？"小徐一下子呆住了……

心灵解码艺术

保持建立关系的"三不要"原则,不要陷入争辩、不要轻易打断、不要做道德价值观评判,理解老年人行为背后的心理原因和需求,给予心理关怀和情感支持。

对老年人来说,除了衰老引起的身体功能减退,他们的"内圈"①人群和"外圈"②人群数量均出现非常显著的下降,由此感到不安和无价值,内心空虚和孤独,于是想通过储备健康、投资理财等方式来补偿这些心理感受。

老年人最核心的需求是亲密关系,如果缺失,就会有强烈的寻求动机。老年人也有被需要的感觉,当他们感到被需要,就意味着还可以为家庭作贡献,满足自尊需求。老年人更易通过轻信别人来获得"积极效应"③,更注重第一眼是否可信。推销人员或骗子就抓住了老年人的这些关键心理需求,通过"家人"等字眼或"无微不至的关怀"等行为获取老年人的信任,乘虚而入,占据内圈的位置。并通过一些小恩小惠,使老年人逐步落入"登门槛效应"④的圈套。

老年人的"从众"⑤心理更明显,面对熟悉的他人或自己所属群体的一致意见,很难做出不一致行为。这跟老年人的归属需求有关系,

---

① 内圈:通常是指情感亲密、互动频率较高的人群,如家人、密友等。
② 外圈:通常是指关系一般、接触频率较低的人群,如同事、同学、社交朋友等。
③ 积极效应:发展心理学研究表明,相信别人会带来积极情绪。
④ 登门槛效应:当接受了别人的一个小要求或小恩惠之后,为了保持承诺一致性,很难拒绝下一个要求,从而让别人最终达成目的。
⑤ 从众:根据他人而做出的行为或信念的改变。

并受信息性社会影响和规范性社会影响。他们相信他人对某种模糊情境的解释更正确，并将其作为指导行为的信息来源。而且当老年人处于群体中时，会跟随大家的行为，希望得到他人的喜爱和接纳。老年人的这种从众心理也容易被利用以达成目的。

要想阻止老年人上当，就要把老年人的情感需求作为一个重要的出发点，给予更多高质量的关怀和陪伴。如果情感需求很难满足，就要把这些需求转化为其他具体内容方面的需求。

四十
疑病的老人

"爸,这一阵子好吗？有事吗?"张大爷的儿子在越洋电话里问。

"没啥！没啥！还活着!"张大爷没好气地回答。

张大爷的老伴半年前去世了,从此家里只有他一个人了。远在国外的儿子只能经常打电话来关心老爸。

"这种电话打也不要打！唉,养孩子有什么用,猴年马月也不回来一次。打个电话,算完成任务啊!"张大爷无奈地埋怨着。

"老太婆走了,一切靠自己。你指望子女？想也不要想！居委会的沈主任倒是个古道热肠的人,但是她天天那么忙,你好意思去麻烦人家吗?"张大爷自言自语。

最近张大爷感到做事越来越力不从心,洗碗时会无意打碎碗碟,也没有心情好好收拾家务了,身体容易疲劳,睡眠也不太好……

"唉！我这是怎么了？还好自己有点文化,自己过日子,自己研究!"张大爷以前是师范大学毕业的,很有钻研精神。

"网上说,有抑郁情绪的老年人可能表现出长期的悲伤、无助、缺乏兴趣,感到自己变得没有价值,对日常活动失去兴趣,出现睡眠问题和食欲改变……"

"我就是这样啊！感觉有很多负面的情绪埋在心里,无法表达啊！再发展下去,我绝对有陷入抑郁症的可能呀!"

"……在老年抑郁患者里,至少有 33% 是因为严重无用感和孤独

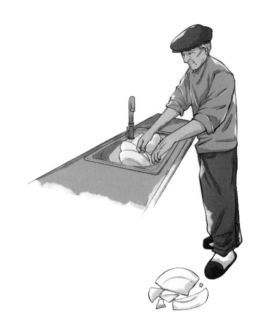

感！这说的不就是我吗？"张大爷越看越紧张。

"不对！不对！老年焦虑症的典型表现有紧张、不安，容易心烦意乱，头痛、心慌……"张大爷继续查下去，又觉得自己像是焦虑症。

"各三甲医院或者精神专科医院都可以就诊……灵的！灵的！附近就有一家精神卫生中心，马上网上挂个号。"张大爷高兴起来，特别有成就感。

这天中午，"咚咚咚"，外边有人在敲门。

"谁啊？"张大爷正准备去精神卫生中心，开门一看，"沈主任，是你啊！"

"张大爷，听说你下午要去医院，我们是专门来陪你去的。"

"是吗？你们怎么知道的？"张大爷又感动又狐疑。

"张大爷，是这样的。昨天你不是和邻居说今天下午要去医院看病，让他们帮你收一下快递吗？正好他们遇到我，跟我说了这个情况，所以我们就出现在你面前了，哈哈！"沈主任热情、耐心地说着。

"大爷，你们老年人是容易为自己的身体健康而担忧，这很正常，但也不用过于紧张了。抑郁焦虑确实在老年群体中很多见，您能有这个意识啊，特别好！今天我就跟您好好聊聊！"医生笑着说。

张大爷听了医生的表扬，特别开心。

"医生，我认为家庭支持尤其是子女的陪伴与关怀，在缓解老人抑郁和焦虑方面有非常重要的作用！但我们这些空巢老人就没这个条件了，只能更多地依靠社会支持系统。多跟人接触，多参加社会活动，不能总是一个人闷在家里……"张大爷通过自己的了解及与医生的谈话，发表了自己的总结性观点。

"大爷，您说得特别好！您放心，您现在离抑郁症和焦虑症远着呢，不要胡思乱想！不过，要记牢，事实上，负面情绪确实需要正视和表达，憋在心里久了会影响心身健康的。所以当您感受到负面情绪时，就想办法疏解掉……"

回家的路上，张大爷心情可好啦！他拉着沈主任的手，连说几次："我们的'小巷总理'就是贴心，有你们陪着，我心里特别踏实！"

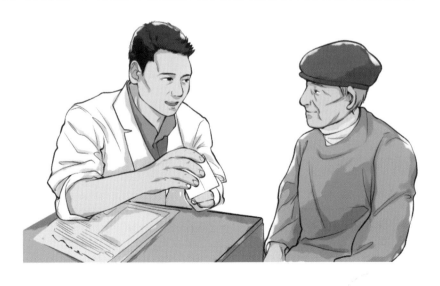

"爸,您好吗?"一个月后,张大爷的儿子又来电话了。

"我挺好的,不用惦记我,有空就回来,不勉强! 我正在家里欣赏交响乐! 没啥事……"张大爷自从医院回来后,似乎心里踏实多了,对儿子的怨气也少了。

晚上关掉电视后,张大爷又翻开了一本书:"看完这几页书就去睡觉,明天一大早约好和几个新朋友去钓鱼呢!"

心灵解码艺术

努力做一个仔细的观察者、专心的倾听者、敏锐的交谈者，不质疑老年人的主观陈述，不把老年人的状态疾病化和问题化，把他们的状态看成在这个发展阶段的正常现象，给予陪伴和支持。

随着年龄增长和身体功能下降、角色的改变、患病或丧偶，老年人可能感到无用或无价值。尤其丧偶，对老年人来说是一种巨大的心理创伤。他们会逐渐处于一个自我挫败的社会认知和社会行为的恶性循环中，由此也会出现一些消极的归因风格，对他人形成"负性知觉"[①]，感到大多数事情都不受自己控制，导致无助感、自卑感、孤独感和恐惧感。

文中张大爷在无形中承受着丧偶、独居、死亡恐惧等心理压力，再加上家庭支持系统缺失等原因，使他内心产生极度的不安全感，引发了潜意识里的心理防御机制。他通过"疑病"[②]来减轻恐惧和焦虑，但最终非但没有感到安全，反而"强化"[③]了"本我"的不安和痛苦，更不利于身心健康。

---

① 负性知觉：是指对事物的认知带有负面的倾向或情绪，这种认知模式通常与抑郁症等心理问题相关联。负性知觉包括自我贬低、过度概括、消极解释、灾难化思维、自我责备等。
② 疑病：又称疑病症，是指对自身感觉或征象作出不切实际的病态解释，致使整个身心因此被疑虑、烦恼和恐惧所占据的一种病症。
③ 强化：是指环境刺激对个体的行为反应产生促进过程。

后　记

　　幸福小区里的这些家长里短,虽然看似微不足道,但却充满了人情与温暖、苦涩与伤痛……这些日常片段像是一根根细线,将小区内的居民紧紧相连在一起,共同编织出一幅幅社区生活画卷。

　　幸福小区见证了居民的成长与变化,也承载着他们对美好生活的向往与追求。在这里,每个人都在用自己的方式书写着属于自己的人生故事:在人生的开篇,人们带着纯真的好奇和无限的憧憬,踏入这个多彩的世界。随着剧情的推进,人们经历了成长的烦恼与喜悦,青春的懵懂与苦涩;中年时期,人们肩负起了家庭和社会的责任,直面着更加复杂的人际关系和更加艰巨的挑战;步入晚年,人们可能会遭受疾病的痛苦、焦虑和孤独。这是短暂又漫长的一生,值得人们用"心"去珍惜。

　　"小巷总理"作为社区当家人,肩负着与居民个人、家庭和社会紧密相关的重要责任,如果懂点心理学,能够了解和分析不同居民的心理特征和事件背后的心理学原理,将更好地帮助和引导居民从困境中走出来。通过增强自我认知、调节情绪、改善人际关系等方式来促进个体和谐,尊重家庭成员的个性和需求、加强沟通和理解、共同营造温馨和谐的家庭氛围。只有这样,才能构建出更加和谐、美好的社会生活画面。

　　每一个普通人,通过幸福小区的生活故事,也能够感知到一种理念:人生是一场发现自己、了解自己、治愈自己的旅程,在成长过程中做自己的心理医生,可以不断地调整和改变,发现且了解自己。要建立积极的自我认同和自尊,主动创造积极的主观体验,对过去有感悟、有获得、有成长,对未来有希望、有勇气、有行动,对现在有珍惜、有感恩、有坚持;学会具有爱的能力、对美的感受力、毅力和宽容能力,以乐观的心态去感受生活和享受生活。

在困境中寻找力量,在挑战中磨砺意志,在逆境中发现机遇,在失败中汲取教训。祝愿大家积极面对生活,热爱生活,共同创造出一个更加和谐、美好的生活环境。

图书在版编目（CIP）数据

烟火弄堂："小巷总理"的心灵解码艺术 / 岳文辉，庄晓伟著. -- 上海：上海科学技术出版社，2025. 3.
ISBN 978-7-5478-7048-8

Ⅰ．Ⅰ247.82

中国国家版本馆CIP数据核字第2025FU7485号

烟火弄堂:"小巷总理"的心灵解码艺术

主　审　　陈玉明

　　著　　岳文辉　　庄晓伟

上海世纪出版(集团)有限公司
上海科学技术出版社　出版、发行
(上海市闵行区号景路 159 弄 A 座 9F - 10F)
邮政编码 201101　　www.sstp.cn
江阴金马印刷有限公司印刷
开本 787×1092　1/16　印张 13
字数：140 千字
2025 年 3 月第 1 版　2025 年 3 月第 1 次印刷
ISBN 978 - 7 - 5478 - 7048 - 8/R·3204
定价：68.00 元